听障人群阅读加工中的视觉功能补偿现象

秦　钏　著

中国纺织出版社有限公司

图书在版编目（CIP）数据

听障人群阅读加工中的视觉功能补偿现象／秦钊著
. -- 北京：中国纺织出版社有限公司，2024.5
ISBN 978-7-5229-1813-6

Ⅰ. ①听⋯ Ⅱ. ①秦⋯ Ⅲ. ①听力障碍—视觉功能—研究 Ⅳ. ①R764.43

中国国家版本馆 CIP 数据核字（2024）第 112275 号

责任编辑：张 宏　　责任校对：王蕙莹　　责任印制：储志伟

中国纺织出版社有限公司出版发行
地址：北京市朝阳区百子湾东里 A407 号楼　邮政编码：100124
销售电话：010—67004422　传真：010—87155801
http://www.c-textilep.com
中国纺织出版社天猫旗舰店
官方微博 http://weibo.com/2119887771
天津千鹤文化传播有限公司印刷　各地新华书店经销
2024 年 5 月第 1 版第 1 次印刷
开本：710×1000　1/16　印张：13
字数：148 千字　定价：98.00 元

前　言

我们生活的环境中存在多种刺激，它们分别由不同的感觉通道接收和加工。个体能否高效地利用来自多种感觉通道的信息，对于了解周围环境至关重要。听障人群是一个特殊的群体，早期听觉剥夺使其更多地依赖视觉信息，那么听障人群的视觉功能是否会发生改变？个体的视觉功能与阅读任务关系密切，阅读加工过程起始于视觉文本信息的输入。听障人群视觉功能的改变，将如何影响其阅读任务的表现？

关于听力障碍对聋人视觉功能的影响，前人已开展大量研究。有研究发现，与年龄相当的健听人群相比，听障人群能够觉察到视野更远处的视觉刺激（Buckley et al.，2010；Stevens & Neville，2006），或对其反应更快（Bottari et al.，2010；Loke & Song，1991）。但也有研究发现，当实验任务的要求与刺激的呈现顺序有关时，听障人群的表现不如同龄健听人群（Conway et al.，2011；T. V. Mitchell & Quittner，1996）。

如上所述，听力障碍使得聋人的视觉功能发生了改变。那么，听力障碍对聋人视觉功能的影响是积极的，还是消极的？听障人群视觉功能发生改变的具体机制是什么？为了解释这种现象，前人提出了听力障碍对聋人视觉功能影响的三大理论：视觉功能缺陷理论

（deficit theory）、视觉功能补偿理论（compensation theory）和视觉功能整合理论（integration theory）。

听障人群视觉功能的缺陷理论认为，个体的听觉系统受损，将阻碍其视觉系统的发展，使其视觉功能存在缺陷（Conway et al.，2009；T. V. Mitchell & Quittner，1996）。听障人群视觉功能的补偿理论认为，为了降低听觉信息缺失造成的影响，听障人群的视觉功能将发生补偿性改变，表现出视觉功能增强的现象（Alencar et al.，2019；Bavelier et al.，2000；Pavani & Bottari，2012；Stevens & Neville，2006）。而听障人群视觉功能的整合理论认为，听障人群的视觉功能既可能表现为缺陷，也可能表现为增强，实验结果与实验任务的要求和被试的年龄有关（Dye & Bavelier，2010）。

在个体的学习和发展过程中，阅读是非常重要的一种途径。个体需要从书面的文字中获取海量的知识和信息，而且阅读是一项复杂的活动，与同龄的健听读者相比，听障人群的阅读水平普遍较低。对于听障读者来说，视觉系统的参与显得尤为重要。那么，听障人群视觉功能的补偿性改变，能否促进听障读者的阅读加工过程？为了全方位地描述听障人群阅读加工时的视觉功能补偿现象，本书将借助眼动追踪技术，分别考察听障人群视觉功能补偿现象对其视觉注意广度、词汇识别和句子阅读的影响，并以此为基础，对听障人群视觉功能补偿理论进行补充。

本书第一章详细阐述了听力障碍对聋人视觉功能影响的三大理论，介绍相关实验证据，梳理各个理论的内容和争议。随后，归纳听障人群视觉功能补偿现象的特点。最后，基于前人研究，总结听障人群视觉功能补偿现象对其阅读过程的影响，为下文研究做好铺垫。

　　为了探究"听障人群视觉功能补偿现象对其阅读加工的影响"，第二章的问题提出和研究思路将在第一章文献综述的基础上，提炼出听障人群阅读任务中有待解决的三个问题，并附上具体的解决方案和研究思路。此外，对本研究的理论意义和实践意义进行了阐述。

　　第三章介绍具体的三项研究，共7个实验，主要内容包括实验目的、实验假设、实验方法、结果和讨论。

　　第四章从听障人群视觉功能补偿现象的发生区域、副中央凹—中央凹关系和听障人群句子阅读过程中的视觉注意资源分配三个角度，对上述研究结果进行讨论，并结合本书的不足之处，对后续研究进行展望。

　　最后，第五章归纳概括本书的研究结论。

秦　钊

2023 年 10 月

目　录

第一章　听障人群视觉功能补偿现象概述

第一节　听障人群视觉功能的改变

下面将从听力障碍对聋人视觉功能影响的三大理论入手，介绍听障人群❶视觉功能改变的现象。三大理论分别是视觉功能缺陷理论、视觉功能补偿理论和视觉功能整合理论，听障人群视觉功能缺陷理论和视觉功能补偿理论均包含不同的亚理论。参见图1-1。

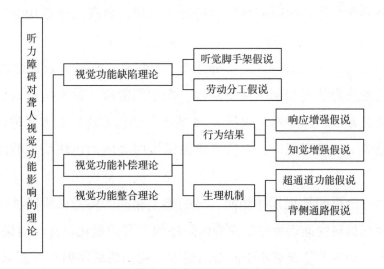

图1-1　听力障碍对聋人视觉功能影响的理论梳理

一、听障人群视觉功能缺陷理论

听障人群视觉功能缺陷理论认为，不同的感觉通道相互依存，若某一感觉通道受损，将给其他感觉通道造成负面的影响。听障个体的听觉系统受损，将会阻碍其视觉系统的发展，使其视觉功能存在缺陷（Conway et al.，2009；T. V. Mitchell & Quittner，1996）。听障人群视觉功能缺陷理论的亚理论有听觉脚手架假说（auditory scaffolding hypothesis）和劳动分工假说（division of labor hypothesis）。

（一）听觉脚手架假说

听觉脚手架假说认为，声音（sound）能够提供时间和顺序信息，能够为个体加工时间序列信息提供支持，为相关认知能力的发展提供"脚手架"。若在个体发展的早期阶段出现听觉缺失，即"脚手架"消失，将导致个体对时间序列信息的加工受损，表现出视觉功能缺陷现象（Conway et al.，2009）。聋童在视觉序列学习任务（visual sequential learning task）中的表现，支持听觉脚手架假说（Conway et al.，2011）。这个任务分为学习和测试两个阶段。在学习阶段，首先向被试呈现不同颜色的方块，以序列（包括3、4或5个颜色方块）的方式进行，并且遵循统一的呈现规律；随后要求被试按照之前的色块呈现顺序复现颜色序列，完成学习。在测试阶段，要求被试复现两类颜色序列，一类与学习阶段的呈现规律相同，另一类不相同。将测试阶段被试复现两类序列材料的准确率差值视为内隐序列学习的量化指标。结果发现，聋童的准确率差值显著小于同龄的健听儿童，聋童序列学习效果较差，验证了听觉脚手架假说的观点：早期听觉缺失导致个体与时间序列信息加工相关的视觉功能受损。

随后，Terhune-Cotter 等（2016）采用相同的任务，未能重现上述结果。他们认为，聋童在视觉序列重复学习任务中的表现，可能与其手语的理解能力有关，听觉缺失不会导致聋童在序列信息加工过程中表现出缺陷。但是，在其他与时间因素密切相关的任务中，发现听障人群在涉及时间信息的加工过程中表现出缺陷，支持听觉脚手架假说（李蕾，2014；Amadeo et al.，2019；Dye，2014；Dye & Bavelier，2010）。

（二）劳动分工假说

劳动分工假说认为，注意的发展依赖于多个感觉通道的协同作用。若某一感觉通道受损，将改变个体的注意过程（T. V. Mitchell & Quittner，1996；Quittner et al.，1994）。听障人群必须依赖视觉监控外界环境的改变，同时集中注意完成当前的任务。因此，听觉信息的缺失，改变了听障人群视觉注意的作用方式：健听者的视觉注意是高度选择性的，他们的视觉注意资源能够根据实验任务的要求灵活地分配，而听障人群的视觉注意资源分布更加分散（Smith et al.，1998），这种分布模式会使得听障人群中央凹❶视觉加工受损。这种分散的视觉注意模式，在聋童中得到了验证（T. V. Mitchell & Quittner，1996；Quittner et al.，2007）。

研究者采用连续性操作测验（continuous performance tests，CPT）中的警觉任务（vigilance task）和分心任务（distractibility task），为劳动分工假说提供了一系列证据。两个任务均要求被试注视屏幕中央序列呈现的数字流，但仅对紧跟数字"1"后呈现的数字"9"做出按键反应。分心任务还要求被试忽略副中央凹/边缘视野中伴随呈现的无关干扰数字。结果发现，在中央凹区域，聋童对目标数字的区分能力较弱，分辨力普遍低于同龄健听者（Horn et al.，2005；T. V. Mitchell & Quittner，1996；Quittner et al.，1994；Smith et al.，1998；Tharpe et al.，2002），正确反应试次较少（Yucel & Derim，2008），且更易受到副中

---

❶　采用阅读研究中常用的标准，将视野范围划分为中央凹（fovea，注视点左右侧各1°视角）、副中央凹（parafovea，注视点左右侧1°~5°视角）和边缘视野（periphery，注视点左右侧5°视角外），下同。详见 Rayner（2009）。

央凹/边缘视野无关数字的干扰（Dye & Hauser, 2014; T. V. Mitchell & Quittner, 1996）。还有一项研究使用简单的图形刺激，发现成年听障人群警觉任务的表现不如健听者（Parasnis et al., 2003）。

听觉脚手架假说和劳动分工假说之间，既存在联系，也存在差异。两个亚理论的共同点是，都支持听障人群视觉功能缺陷具有选择性，即缺陷只发生在时间序列信息加工或中央凹区域。两个亚理论的差异在于，缺陷的产生机制不同。听觉脚手架假说认为，听障人群听觉脚手架功能存在障碍，使其对时间序列信息的加工能力减弱；而劳动分工假说认为，由于听障人群视觉注意资源在空间上的分配方式，使得他们难以持续注意中央凹区域的刺激。

二、听障人群视觉功能补偿理论

听障人群视觉功能补偿理论认为，为了弥补听觉信息的缺失，听障人群视觉功能将发生补偿性改变，表现出视觉功能增强的现象（Alencar et al., 2019; Bavelier et al., 2000; Pavani & Bottari, 2012; Stevens & Neville, 2006）。听障人群视觉功能补偿理论的亚理论，可以从两个角度归类：补偿的行为结果和补偿的生理机制（贺荟中，苏朦朦，2019; Good et al., 2014）。基于行为结果的补偿理论包括，响应增强假说（reactivity enhancement hypothesis）和知觉增强假说（perceptual enhancement hypothesis），分别支持听障人群视觉功能的行为结果在时间和空间维度的补偿。基于生理机制的补偿理论包括超通道功能假说（supramodal function hypothesis）和背侧通路假说（dorsal route hypothesis），分别关注听障人群听觉和视觉组织改变与补偿的关系。

（一）基于行为结果的补偿理论

基于行为结果的补偿理论，主要阐述听障人群视觉功能在行为层面的改变。这些改变既包含时间维度的补偿，也包含空间维度的补偿，相应的亚理论是响应增强假说和知觉增强假说。

1. 响应增强假说

听障人群视觉功能的响应增强假说，由 Pavani 和 Bottari（2012）提出。他们认为，听障人群视觉功能增强不是指"看得好"，而是指对副中央凹和边缘视野刺激的觉察更快，即补偿的表现形式是"响应更快（react faster）"。这种补偿是时间维度的补偿。

Loke 和 Song（1991）采用简单的视觉探测任务（visual detection task），最先发现了听障人群视觉功能的响应增强现象。实验要求被试始终注视中央凹位置上的一个点，同时监控整个视野内目标刺激（星号）的出现。当探测到星号时，尽可能快地按键，记录被试按键的反应时。星号会出现在中央凹位置，或边缘视野25°视角处。当星号出现在中央凹位置时，听障人群和健听者的反应时无显著差异；而当星号出现在边缘视野时，听障人群的反应时明显小于健听者，即听障人群能更快地觉察到边缘视野刺激的出现。

后续研究使用相似的范式，验证了听障人群对中央凹视野以外目标刺激的响应增强现象，增强范围包含副中央凹和边缘视野，涉及的目标视角位置有3°（Bottari et al.，2010，2011；Q. Chen et al.，2006）、5°（刘幸娟等，2011）、8°（Bottari et al.，2010，2011）、20°（Colmenero et al.，2004）、30°~85°（Codina et al.，2017）、32°（Heimler & Pavani，2014）、60°~85°（Codina，Buckley et al.，2011）等。只有极少数研究支持听障人群对中央凹视野的刺激响应增强（Heimler & Pavani，2014；Reynolds，1993）。

这种时间维度的补偿，可能是由于听障人群对视觉刺激的加工更高效（Bottari et al.，2011；Güdücü et al.，2019；Hauthal et al.，2014）。Bottari 和 Caclin 等（2011）采用视觉刺激探测任务，并借助事件相关电位技术（event-related potential，ERP），考察听障人群对视觉刺激的早期皮层加工与响应增强现象的关系。结果表明，听障人群对目标刺激（3°和8°）的探测反应时明显小于健听者。而且，听障人群的探测反应时与早期成分 P1 的平均波幅呈负相关，而健听者的反应时仅与稍晚期成分 N1 的波幅呈负相关。这说明：听障人群视觉功能的响应增强，可能是由于其与健听者对视觉刺激的加工在时间进程上存在差异。后续还有研究发现，听障人群视觉诱发电位的早期成分 N85（Hauthal et al.，2014）和 N1（Güdücü et al.，2019）的潜伏期更短，也支持听障人群对视觉刺激的加工更高效。

综上，听障人群视觉功能的响应增强是一种时间维度的补偿，不仅反映在反应时上，也反映在刺激诱发电位的潜伏期上。这种响应增强大多发生在副中央凹视野和边缘视野，而且多反映在静态的视觉刺激加工过程中。而且，听障人群响应增强现象可能与某些生理机制相关，如更高效的视觉信息加工（Güdücü et al.，2019；Hauthal et al.，2014）。

2. 知觉增强假说

知觉增强假说认为，听觉缺失使得听障人群对边缘视野信息的敏感性（peripheral vision sensitivity）增强（Sharma & Mitchell，2013），边缘视野的可知觉范围增大（Buckley et al.，2010；Stevens & Neville，2006）。这种补偿是空间维度的补偿。

Stevens 和 Neville（2006）使用 Humphrey 视野分析仪（Humphrey Field Analyzer），考察听障人群对中央凹和边缘视野内视觉刺激的觉察能力。中央凹采用静态视野测量任务（static perimetry），边缘视野采用动态视野测量任务（kinetic perimetry）。中央凹的静态测量任务中，会短暂地呈现不同亮度的白色光点，当被试觉察到光点出现时做出按键反应。因变量是觉察准确率达到 50% 所需的最小光亮值，称为对比敏感性阈限（contrast sensitivity threshold）。边缘视野的动态测量任务，要求被试始终注视屏幕中央，并注意从视野不同方向朝中央区域运动的小光点，当觉察到刺激的存在时，按键进行反应。因变量是能够觉察到刺激的视野范围，称为可视表面面积（visible surface area）。结果发现，在中央凹区域的任务中，听障人群与同龄的健听组被试表现相当，对比敏感性阈值无显著差异。而在边缘视野的任务中，听障人群能觉察到边缘视野更远处的刺激，可知觉范围更大。

随后，该结论得到了后续研究者的验证（Buckley et al.，2010；Codina，Pascalis et al.，2011）。Buckley 等（2010）采用类似的标准临床测验——Goldmann 动态视野检查法（Goldmann kinetic perimetry），检测听障人群对边缘视野刺激的敏感性。该测验要求被试始终注视屏幕中央，并觉察从视野不同方向朝中央凹运动的小亮点。当觉察到小亮点的存在时，按键并记录其位置。这些点可能分布在不同方位轴上，且初始位置距离中央凹100°视角，相邻的两条轴之间间隔15°。结果发现，听障人群能觉察到更远处的刺激，对边缘视野内刺激的敏感性更高，与前人结论一致（Stevens & Neville，2006）。

在此基础上，Codina 等（2011）借助光学相干断层成像技术（optical coherence tomography，OCT），发现了与之相关的视神经基础。通过扫描被试的视神经乳头区域（optic nerve head）发现，听障人群的视网膜盘沿面积（neuroretinal rim area）大于控制组健听者，这说明听障人群的视网膜神经节细胞（retinal ganglion cell，RGC）数量更多。而且，听障人群和健听者的视网膜神经纤维层（retinal nerve fibre layer，RNFL）的分布模式也不相同。与健听者相比，听障人群指向单眼颞侧边缘视野的 RNFL 更厚，而朝向双眼鼻侧视野的 RNFL 更薄。上述两项生理指标与动态视野测量任务的行为结果呈显著正相关。因此，Codina 等（2011）认为，听障人群视网膜结构的改变，从生理上为边缘视野敏感性的增强提供可能。

研究者从不同的角度和视觉加工通路的不同水平对这种补偿现象进行了解释。首先，在感受器水平上，听障人群的视网膜结构发生了改变。Codina 等（2011）认为，听障人群视神经中的神经盘沿面积增加，而且 RNFL 优先分布给颞侧的边缘视野，这些为听障人群边缘视野敏感性的增强提供了生理基础。其次，在中枢水平上，听障人群的运动加工通路可能存在一些修饰。Stevens 等（2006）认为，听障人群对边缘视野中动态刺激的敏感性增强，可能是由于：分别负责边缘视野和运动刺激加工的 M 细胞通路和背侧视觉通路，表现出了功能增强。此外，听障人群的视觉注意资源分布范围可能更广。Buckley 等（2010）认为，相比健听被试，听障人群能够将视觉注意资源分配到视野更远的位置，进而表现出可知觉范围的增大。以上三种解释，都能够支持听障人群视觉功能的知觉增强假说，但确切的原因仍有待后续研究。

总之，基于行为结果的两个补偿亚理论，都能够解释听障人群视觉功能改变的部分现象。响应增强假说支持时间维度的觉察速度"变快"，知觉增强假说强调空间维度的知觉范围"变大"。前者支持对静态刺激的加工补偿，刺激可以位于副中央凹或边缘视野，而后者描述的补偿现象仅适用于边缘视野的动态刺激。

（二）基于生理机制的补偿理论

听障人群视觉功能补偿是一种跨通道补偿现象（intermodal compensation，IC），它有两种可能的生理机制：功能再分配（functional reallocation，FR）和补偿性增生（compensatory hypertrophy，CH），分别对应听障人群听觉和视觉神经组织的改变（Burnstine et al.，1984）。

FR 指听障人群的听皮层发生跨通道重组（cross-modal reorganization；张畅芯，2019；Merabet & Pascual-Leone，2010），使得听皮层开始加工其他感觉通道的信息，如听皮层开始加工视觉刺激（Almeida et al.，2015；Bottari et al.，2014；Finney et al.，2003；Meredith & Lomber，2011）。

CH 指与听障人群视觉相关的神经组织发生改变，既包括视觉神经组织大小（size）的增加，也包括功能（function）的增强（Fine et al.，2005）。具体研究证据如下：听障人群视觉组织增大（Allen et al.，2013；Codina，Pascalis et al.，2011；Smittenaar et al.，2016），脑区的激活程度增大（Güdücü et al.，2019；Hauthal et al.，2014；Neville et al.，1983；Neville & Lawson，1987a），或加工速度增加（Bottari et al.，2011；Güdücü et al.，2019；Hauthal et al.，2014）。也有部分研究未发现听障人群视觉组织的改变（Chlubnová et al.，2005；Fine et al.，2005；Vachon et al.，2013）。

基于 FR 和 CH 两种生理机制，以往关于听障人群视觉功能补偿现象的亚理论可以归纳为：超通道功能假说和背侧通路假说，分别关注听障人群听皮层改变和背侧视觉加工通路与视觉功能补偿的关系。

1. 超通道功能假说

超通道功能假说认为，基于 FR 机制的视觉功能补偿现象是有选择性的，仅发生在超通道功能之中（Alencar et al.，2019；Bavelier & Hirshorn，2010；Bell et al.，2019；Lomber et al.，2010）。超通道功能可以由多个感觉通道参与完成，不限制在特定的某一感觉通道（Bola et al.，2017；Lomber et al.，2010）。

下面以运动物体的觉察为例，介绍超通道功能。个体在觉察物体的运动时，既可以依靠物体发出的声音（听觉通道），也可以依靠物体位置的变化（视觉通道）。类似地，刺激定位功能也可以由听觉通道（对声音刺激的定位）或视觉通道（对图形刺激的定位）实现。相反，颜色识别只能依靠视觉信息完成。因此，运动觉察和刺激定位是超通道功能，可以通过多种感觉通道完成，而颜色识别不是（Bavelier & Hirshorn，2010；Shiell et al.，2014）。

超通道功能假说的提出者 Lomber 等（2010），以动物为被试研究发现，聋猫的听皮层的激活和视觉功能的增强之间存在因果关系。Lomber 等（2010）选取成年的先天聋猫和健听猫为被试，在它们体内植入冷却环（cooling loop），使其听觉脑区中的某个区域短暂地失活

（deactivation）。同时，在听觉脑区失活前后，记录两组被试在一系列视觉任务上的表现。失活前，聋猫对边缘视野刺激（60°、75°和90°方位角）的定位表现明显好于健听猫；对视觉刺激的运动觉察能力也更强，运动觉察阈限更低。后侧听皮层（posterior auditory field，PAF）失活后，聋猫对视觉刺激的定位能力下降；背侧听皮层（dorsal zone of auditory cortex，DZ）失活后，聋猫的运动觉察阈限增加，运动觉察能力下降；而这两个听觉脑区的局部失活，对健听猫的视觉任务没有任何影响。

与 Lomber 的研究类似，Meredith 等（2011）将猫的左半球前外侧沟听觉区域（auditory field of the anterior ectosylvian sulcus，FAES）冷却失活以后，聋猫表现出明显的右侧视觉刺激定位缺陷，而健听猫则表现出右侧听觉刺激定位缺陷。上面两项研究说明，聋猫的听皮层可以加工视觉信息，支持 FR 机制。而且，不同的视觉功能，在聋猫听皮层上的定位也不同。比较脑区失活前后的结果可以发现，聋猫听皮层某一脑区的激活，与某个超通道功能的增强存在因果关系，即支持超通道功能假说。

听障人群听皮层的结构特点和激活程度，也都与其视觉功能的补偿有关。

首先，关于听障人群的听皮层结构特点。Shiell 等（2014）采用视觉运动觉察任务，要求被试判断左右呈现（10°视角）的两个正弦光栅中，哪个是运动的。因变量是运动觉察阈限，用光栅的运动速度来表示。光栅运动速度越慢，阈限越低，视觉运动觉察能力越强。结果发现，听障人群的视觉运动觉察阈限低于健听者，即听障人群的视觉运动觉察功能有所增强（Hauthal et al.，2013）。而且，听障人群右半球颞平面亚区（planum temporale，PTR）的皮质厚度和白质结构的多项指标，都与该阈限值显著相关（Shiell et al.，2016；Shiell & Zatorre，2017）。由此可见，听障人群听皮层的结构特点和视觉运动觉察功能的增强有关。

其次，听障人群听皮层的激活程度。Dye，Hauser 和 Bavelier（2009）使用有效视野范式（useful field of view task，UFOV），要求被试同时完成中央凹的简单刺激分辨任务，以及边缘视野的目标刺激定位任务（20°视角）。分辨任务指判断中央凹区域呈现的卡通人物形象是长发，还是短发。目标定位任务指与目标形状相似的干扰刺激伴随呈现时，判断目标刺激位于哪个方位（八选一）。正确反应试次是两个任务都判断正确的试次，因变量是准确率达到 79% 所需的刺激呈现时间（阈限）。与健听者相比，听障人群的阈限值更低（Dye，Hauser et al.，2009），该阈限值与听障人群右半球布鲁德曼 22 区后部脑区（posterior portions of Brodmann area 22）的激活水平呈显著负相关（Seymour et al.，2017）。另外，其他多个研究也发现，听障人群的听皮层的激活程度与其视觉运动刺激的加工功能增强有关（Retter et al.，2019；Simon，Lazzouni et al.，2020）。

以上都是基于 FR 机制的听障人群/动物视觉功能补偿，这种补偿具有选择性（Bola et al.，2017），主要发生在超通道功能（Bavelier & Hirshorn，2010；Lomber et al.，2010），即不限制在某一个特定的感觉通道内完成的任务，如边缘视野刺激定位（Lomber et al.，2010；Scott et al.，2014；Seymour et al.，2017）或运动刺激觉察（Lomber et al.，2010；Shiell et al.，2016；Shiell & Zatorre，2017）。这正是超通道功能假说的主要观点。

为什么会发生这种选择性的视觉功能补偿？也就是说，为什么补偿现象更倾向于发生在超通道功能中？超通道功能指能够依靠多个感觉通道/多种感觉信息完成的任务。以运动物体的觉察为例，健听者既可以通过视觉信息，也可以通过听觉信息，来判断某个物体是否发生了运动。而且，在这个过程中，健听者主要依赖听觉信息来完成。上文中引用的多个研究，都发现听障个体的视觉运动刺激觉察能力有所增强

(Lomber et al. , 2010; Shiell et al. , 2014)。与之相反,听障个体的运动速度区分能力 (velocity discrimination) 未发现增强 (Brozinsky & Bavelier, 2004; Lomber et al. , 2010)。听障个体的运动方向区分能力 (motion direction discrimination) 是否增强,也存在争议 (Almeida et al. , 2018; Bosworth & Dobkins, 1999, 2002b; Hauthal et al. , 2013; Lomber et al. , 2010)。有研究者提出,某个视觉任务能否发生补偿,取决于在这个任务中,听觉信息的参与程度 (Bavelier & Hirshorn, 2010; Shiell et al. , 2014)。若某一类任务的完成,主要依赖于听觉系统,那么听障个体在这类任务上容易表现出视觉功能补偿。因此,超通道功能是补偿发生的前提,在此基础上,在更依赖听觉系统的任务中,听障个体可能会表现出视觉功能补偿。

2. 背侧通路假说

个体对视觉场景的加工,依赖于两条在解剖上相互分离的通路。①腹侧通路 (ventral pathway),又称 what 通路或枕颞通路 (occipito-temporal pathway),从初级视觉皮层投射至颞叶,专司物体知觉和识别,如颜色加工;②背侧通路 (dorsal pathway),又称 where 通路或枕顶通路 (occipitoparietal pathway),从初级视觉皮层投射至顶叶,特异于空间知觉,如空间定位和运动加工 (Ungerleider & Haxby, 1994)。

根据 CH 生理机制,背侧通路假说提出:听障人群的背侧视觉通路更容易受到听觉缺失的影响。因此,依赖背侧通路加工的视觉功能,更容易发生视觉功能补偿 (Bavelier & Neville, 2002; Dye & Bavelier, 2013; Neville & Bavelier, 2001, 2002)。

Bavelier 等 (2000, 2001) 的研究成果,为验证听障人群背侧通路的视觉功能补偿提供了证据。该实验以屏幕中央注视点 "+" 为中心,将白色的小圆点在黑色背景上呈环形排列,构成了三个同心环,分别位于中央视野 (central ring, 0.4° ~ 1.73°)、中间视野 (intermediate ring, 3.53° ~ 4.86°) 和边缘视野 (near - periphery ring, 6.66° ~ 8°)。

被试需要始终注视屏幕中央的注视点，同时，注意中央视野（attend-center）、边缘视野（attend-periphery）或整个视野（full-field）内的圆点变化（环形圆点的亮度是否变暗），并报告"变化次数大于两次"的组块（block）的数量。其中，小圆点以静态和运动状态交替呈现，并以静态条件为基线进行分析。在听障手语者和健听者中发现：当注意边缘视野时，与健听者相比，听障人群背侧视觉通路中的运动相关脑区—中颞叶（middle temporal，MT）/内侧颞上区（medial superior temporal，MST）的激活范围更广（Bavelier et al.，2000，2001），MT/MST和注意相关脑区—后顶叶皮层（posterior partial cortex，PPC）之间的连接更强（Bavelier et al.，2000）。当注意中央视野时，听障人群MT/MST脑区激活程度与健听者相当。在健听手语者中，既没有发现行为结果的增强，也没有发现较高的皮层激活（Bavelier et al.，2001）。这说明，听障人群的视觉功能补偿现象是由于听力缺失导致的，与被试的手语经验无关，但是会受到实验任务对视觉注意资源分配要求的影响。

随后，Armstrong等（2002）为听障人群的背侧通路假说，提供了更直接的证据。Armstrong等（2002）采用了两类视觉刺激，一类是蓝绿相间的光栅图，另一类是灰色的光栅图。蓝绿光栅图的空间频率较高，灰色光栅图的空间频率较低。蓝绿光栅图的颜色会发生改变，变为红绿相间，100ms后又变回蓝绿相间。灰色光栅图的条纹会发生运动。在蓝绿光栅图的颜色发生改变时，记录被试的脑电反应。在灰色光栅图开始运动时，也记录被试的脑电反应。这两类脑电反应的激活区域存在差异，颜色改变会激活腹侧视觉通路的加工，而运动刺激会诱发背侧视觉通路的激活。结果发现，由颜色改变激活引起的ERP成分，在听障和健听群体中无显著差异；而由运动刺激诱发的N1成分，在听障群体中的波幅更大，分布位置也更靠前。因此，通过直接比较听障人群背侧、腹侧视觉通路的加工功能发现，与腹侧视觉通路相比，早期听觉缺失对背侧视觉通路的影响更为明显，支持听障人群视觉功能的背侧通路假说（Armstrong et al.，2002）。

然而，听障人群腹侧视觉通路的面孔加工功能，也会发生视觉功能补偿现象（Benetti et al.，2017；Bettger et al.，1997；McCullough & Emmorey，1997；Shalev et al.，2020；Sharma & Mitchell，2013；Weisberg et al.，2012）。Bettger 等（1997）采用面孔识别任务（Benton Facial Recognition Test，BFRT），考察听障手语者、健听手语者和健听的非手语者，对各类面孔的识别和区分的能力。在正立面孔的任务中，听障手语者和健听手语者的表现，比健听的非手语者更好。在倒立面孔的任务中，两组手语使用者的表现，不如健听的非手语者。McCullough 和 Emmorey（1997）也发现，听障手语使用者，能够更好地觉察到面孔特征上的细微差异。与 Megreya 和 Bindemann（2017）的观点不同，听障人群腹侧视觉通路加工功能的补偿，是特异性的，仅局限于某些面孔加工功能的增强（McCullough & Emmorey，1997；Shalev et al.，2020；Weisberg et al.，2012），不是所有基于腹侧通路的视觉功能都增强（Armstrong et al.，2002）。

听障人群背侧通路功能和腹侧通路面孔加工功能的补偿，发生的原因不同（Sharma & Mitchell，2013；Weisberg et al.，2012）。听障人群面孔加工功能的补偿，与手语经验有关。对听障人群而言，面孔是一种高度特异化的刺激，信息非常丰富。他们需要依赖面孔，来传递情感信息和社会信息（T. V. Mitchell & Maslin，2007；Sharma & Mitchell，2013）。此外，面孔还能够用来传递语义和句法等手语信息。因此，听障人群面孔加工功能的补偿，离不开手语的使用（Bavelier et al.，2006；Bettger et al.，1997；McCullough & Emmorey，1997；Weisberg et al.，2012）。

与腹侧视觉通路相比，背侧视觉通路更容易发生补偿的原因，与其结构和功能有关。首先，背侧和腹侧视觉通路，在分子水平上存在差异，这使得背侧视觉通路的可塑性更强（Stevens & Neville，2006），发育成熟的时间也比较晚，所以会更容易受到感觉缺失和个体学习经验的影响（T. V. Mitchell & Neville，2003，2004）。其次，超通道功能假说提出运动刺激和边缘视野刺激的加工更容易发生补偿，而这两类信息都是由背侧视觉通路加工表征的（Baizer et al.，1991）。因此，从背侧视觉通路的结构和功能来看，听障人群背侧视觉通路的补偿更具一般性，而非局限于某一特定的功能。

综上所述，听障人群视觉功能补偿现象的理论，可以总结为基于行为结果和基于生理机制的补偿理论。基于行为结果的补偿理论，包括支持时间维度补偿的响应增强假说，以及支持空间维度补偿的知觉增强假说。基于生理机制的补偿理论，包括超通道功能假说和背侧通路假说。前者依据聋个体听觉组织的跨通道重组整合（FR 机制），后者依据听障人群视觉组织的功能和处理能力增加（CR 机制）。但是，行为和生理机制补偿理论不是一一对应的。

四个亚理论都支持听障人群视觉功能补偿现象是有选择性的，并非相互排斥。表 1-1 对理论适用的空间范围和刺激状态，进行了对比分析。听障人群在加工边缘视野的视觉刺激时，四个亚理论都可以解释听障人群视觉功能的补偿现象（Bavelier et al.，2000；Loke & Song，1991；Seymour et al.，2017；Stevens & Neville，2006）。在加工运动的视觉刺激时，除响应增强假说外，知觉增强假说、超通道功能假说和背侧通路假说都能够解释听障人群视觉功能的补偿现象（Armstrong et al.，2002；Shiell & Zatorre，2017；Stevens & Neville，2006）。由此来看，听障人群视觉功能补偿理论普遍适用于刺激呈现在中央凹以外视野的情况，但不需要同时满足"以运动状态呈现"（另参见：王翠艳，杨广学，2016）。副中央凹的静态刺激加工，也能够发生补偿（Bottari et al.，2010）。

表 1-1 听力障碍对聋人视觉功能影响的理论比较

理论	理论观点	视觉注意维度	被试年龄	亚理论	亚理论观点	适用的空间范围	适用的刺激状态
视觉功能缺陷理论	听觉系统受损会阻碍个体视觉系统的发展，使其视觉功能存在缺陷	时间维度	大多是听障儿童（小于14岁）	听觉脚手架假说	若个体发展早期出现听觉缺失，脚手架相关消失，将导致其时间序列信息加工相关的视觉功能受损	中央凹	静态
				劳动分工假说	听障人群的视觉注意资源分布更分散，会导致其中央凹视觉加工受损	中央凹	静态
视觉功能补偿理论	为了弥补听觉信息的缺失，个体视觉功能将发生补偿性改变，表现出视觉功能增强	空间维度	大多是成年听障人群	响应增强假说	听障人群对副中央凹和边缘视野刺激的觉察更快，是时间维度的补偿	副中央凹/边缘视野	静态
				知觉增强假说	听障人群对边缘视野信息的敏感性增强，可知觉范围增大，是空间维度的补偿	边缘视野	动态
				超通道功能假说	基于FR机制的视觉功能补偿视是有选择性的，仅发生在超通道功能	边缘视野	静态/动态
				背侧通路假说	听障人群的背侧视觉通路更容易受到听觉剥夺的影响，依赖背侧通路加工的视觉功能，更容易发生视觉功能补偿	边缘视野	动态
视觉功能整合理论	听障人群视觉功能的改变，既可能表现为缺陷，也可表现为补偿		听障儿童/成年听障人群	—	—	中央凹/副中央凹/边缘视野	静态/动态

三、听障人群视觉功能整合理论

Dye 和 Bavelier（2010）提出了能够整合缺陷和补偿现象的理论，即听障人群视觉功能的整合理论（Daza & Phillips-Silver, 2013; Dye & Bavelier, 2010）。听障人群视觉功能的改变，既可能表现为缺陷，也可能表现为增强，与实验任务要求和被试年龄相关。以下将从这两个角度介绍听障人群视觉功能整合理论。

（一）基于视觉注意维度的整合理论

以往发现听障人群视觉功能缺陷或补偿的研究中，实验任务的要求不同。验证听障人群视觉功能缺陷的研究，实验任务通常是考察其视觉注意资源在时间维度上的分配。而支持听障人群视觉功能补偿的研究，实验任务通常是探讨其视觉注意资源在空间维度上的分配。

多数研究表明，听障人群在涉及时间因素的 CPT 任务中存在视觉功能缺陷，对目标与非目标数字的分辨力较低（Horn et al., 2005; T. V. Mitchell & Quittner, 1996; Quittner et al., 1994; Smith et al., 1998; Tharpe et al., 2002），识别目标数字的准确率也较低（Yucel & Derim, 2008）。该任务要求被试在一段时间内始终注意快速变化的数字刺激，仅对紧跟数字"1"后呈现的数字"9"进行按键反应。为了准确地完成任务，被试必须将注意资源分配至在不同时间点上呈现的数字刺激，并及时将注意资源从一个数字转向下一个数字。随后，再依据刺激发生的相对时间做出判断。可见，CPT 任务的完成尤其依赖时间因素。其他与时间因素密切相关的任务中，也发现听障人群存在视觉功能缺陷，如快速序列呈现的刺激加工任务（rapid serial visual presentation, RSVP; Dye, 2014; Dye & Bavelier, 2010）、注意瞬脱任务（attentional blink, AB; 李蕾, 2014; Dye & Bavelier, 2010）和视觉时间等分任务（visual temporal bisection task; Amadeo et al., 2019）等。这些证据再次验证了视觉功能缺陷理论的亚理论——听觉脚手架假说的观点，当视觉实验任务与时间序列信息相关时，听障人群将表现出视觉功能缺陷（Conway et al.，2009，2011）。

视觉功能补偿理论强调听障人群视觉注意资源在空间上的再分配（redistribution），由此引起中央凹以外视野注意增强（Bavelier et al.，2000），以及可知觉范围增大（Buckley et al.，2010）。支持视觉功能补偿理论的研究中，被试需要始终注视某一点，同时，将注意资源分配至中央凹、副中央凹或边缘视野。因此，听障人群视觉功能是缺陷还是补偿，与实验任务对视觉注意资源的要求有关。

（二）基于年龄差异的整合理论

听障人群视觉功能缺陷现象，大多在聋童中发现；而听障人群视觉功能补偿现象，大多在成年听障群体中发现。Dye 和 Bavelier（2010）要求不同年龄的听障被试同时完成三项任务。与同龄的健听者相比，7～10岁的聋童在依赖时间因素的任务（AB 和 RSVP）上表现较差，表现为视觉功能缺陷；18～40 岁的成年听障人群在空间任务（UFOV）上表现更好，表现为视觉功能补偿。因此，听障人群视觉功能缺陷和补偿现象，不仅与实验任务要求有关，还与被试年龄有关。支持视觉功能缺陷的证据，多集中在 14 岁以下的聋童群体（Conway et al.，2011；Smith et al.，1998），涉及的被试年龄有：小于 5 岁（Quittner et al.，2007）、5～10 岁（Codina，Buckley et al.，2011；Conway et al.，2011）、6～8 岁（Dye & Hauser，2014）、6～11 岁（Yucel & Derim，2008）、6～13 岁（Dye，2014；Quittner et al.，1994；Smith et al.，1998）、6～14 岁（T. V. Mitchell & Quittner，1996）和 8～14 岁（Tharpe et al.，2002）等，仅一项研究在20～28 岁的成年听障群体中发现中央凹视觉功能缺陷现象（Parasnis et al.，2003）。而支持视觉功能补偿的证据，大多集中在成年听障群体（Bavelier et al.，2000；Stevens & Neville，2006）。

这种年龄差异可能与听障人群视觉功能的发展变化有关。随着年龄的增长，聋童在时间维度的视觉功能缺陷消失（Dye，2014；Dye & Bavelier，2010；Dye & Hauser，2014；Smith et al.，1998），空间维度的视觉功能补偿显现（Codina，Buckley et al.，2011；Dye，Hauser et al.，2009；Dye & Bavelier，2010）。但听障人群视觉功能补偿现象开始出现的具体年龄，并未得到一致的结果。Dye等（2009）使用 UFOV 任务发现，7~10 岁聋童的阈限值与同龄的健听者相当，11~13 岁聋童的阈限值显著低于同龄健听者。也就是说，11~13 岁的聋童开始出现视觉功能补偿现象。而 Codina 等（2011）采用静态视野测量法，当被试觉察到边缘视野内短暂呈现的闪光点时，判断闪光点在视野中的具体方位，并推动操纵杆。与年龄匹配的健听儿童相比，5~10 岁聋童的反应时更长，11~12 岁聋童的表现相当，13~15 岁聋童的反应更快。这个结果说明，13~15 岁的聋童开始出现响应增强现象，与 UFOV 任务的研究结果不一致。

除被试的年龄差异外，其他人口学变量也会影响听障人群视觉功能缺陷或补偿结果。整合理论认为：大部分支持缺陷的研究没有控制聋童的致聋原因、是否佩戴人工耳蜗等信息，被试人口学背景复杂；而发现补偿的研究只关注出生于听障父母、母语为手语（native signer）、听力重度损失，且无其他中枢神经系统损伤的成年听障人群（Bavelier et al.，2006；Dye & Bavelier，2010）。但是，该观点并未得到一致认同（Pavani & Bottari，2012）。补偿证据中，只有少数文献按照上述标准严格筛选被试（Bavelier et al.，2000，2001；Dye，Hauser et al.，2009；Dye & Bavelier，2010；Parasnis & Samar，1985）。因此，后续也要继续探讨其他人口学因素对缺陷或补偿结果的影响。

听障人群视觉功能缺陷和补偿现象，与视觉注意维度、视觉刺激的空间位置、被试群体的年龄等都密切相关。在整合理论看来，需要以整合的、发展的思维来看待听障人群视觉功能的改变，不能单纯地定义"听力障碍对聋人视觉功能的影响"是缺陷还是补偿。

四、听障人群视觉功能理论的对比与分析

为了描述听障人群视觉功能改变的现象，本节详细阐述了"听力障碍对聋人视觉功能影响"的三大理论：视觉功能缺陷理论、视觉功能补偿理论和视觉功能整合理论。第 16 页表 1-1 对三种理论进行了对比分析。随后，将从发展特点和关系两个角度，对缺陷和补偿现象进行深入分析。

（一）缺陷现象和补偿现象的发展特点

纵观上文对不同理论的介绍可以看出：听力障碍对聋人视觉功能的影响是积极的还是消极的这个问题一直存在争议。在 20 世纪 80 年代末和 90 年代初，研究者分别提出了听障人群视觉功能的补偿理论和缺陷理论，并不断进行探索。就视觉功能缺陷理论和补偿理论比较而言，补偿理论得到了更多的支持。而且，随着各类脑科学技术的应用，基于生理机制的补偿理论得到越来越多的支持，尤其是超通道功能假说。原因如下。①相比于健听人，听障人群必须依靠副中央凹/边缘视野来探索周围环境，感知外界变化。补偿发生的视觉区域，对听障人群而言至关重要（Loke & Song, 1991；Reynolds, 1978）。因此，对听障人群视觉功能补偿现象的研究，有助于揭示其适应生存环境的方式。②听障人群视觉功能补偿现象的发生，与大脑结构和功能的改变有关（Burnstine et al., 1984）。深入探究补偿现象的生理机制，对听障人群听觉康复措施和补偿手段的发展有很大的帮助（Simon, Campbell et al., 2020），如人工耳蜗的植入。

（二）缺陷现象和补偿现象的关系

研究者对"听障人群视觉功能缺陷现象和补偿现象的关系"的认识是不断深入的。在这些理论提出的早期，从行为结果来看，视觉功能缺陷理论和补偿理论是对立的（Dye & Bavelier, 2010）。此后，通过

梳理大量的前人研究，Dye 和 Bavelier（2010）提出了听障人群视觉功能的整合理论。他们认为，听障人群视觉功能缺陷现象和补偿现象的发生条件不同，缺陷理论和补偿理论是互补的。但是，从两种现象发生的空间位置来看，缺陷现象和补偿现象之间有着更深层次的关系，即中央凹与副中央凹/边缘视野之间的关系。原因有以下两点：①通常情况下，个体在中央凹区域分配的视觉注意资源多，而在副中央凹和边缘视野分配的视觉注意资源少。Proksch 和 Bavelier（2002）认为，早期听觉缺失使得其视觉注意资源在空间上进行了再分配，具体表现为：将部分视觉注意资源从中央凹转移至副中央凹/边缘视野，使其在视野内的分布更加均匀（项明强，胡耿丹，2010；Bavelier et al.，2006；Buckley et al.，2010；Dye, Hauser et al.，2009）。②听障人群视觉功能缺陷现象只发生在中央凹，而补偿现象只发生在副中央凹/边缘视野。

因此，值得思考的问题是，听障人群是否由于对副中央凹/边缘视野的刺激加工增强，所以才导致对中央凹的刺激加工减弱？听障人群视觉功能缺陷现象和补偿现象能否同时存在？为了探讨听障人群中央凹—副中央凹/边缘视野的关系，前人共设计了三种实验思路：①探讨中央凹负载对副中央凹任务的影响（Q. Chen et al.，2010；Hauthal et al.，2012；Proksch & Bavelier，2002；Reynolds，1993）；②考察副中央凹/边缘视野分心物对中央凹任务的干扰（Dye et al.，2007；Holmer et al.，2020；Sladen et al.，2005；Tao et al.，2019）；③采用双任务范式（如 UFOV），同时考察听障人群对中央凹和副中央凹/边缘视野的刺激加工（Dye，2016；Dye, Hauser et al.，2009；Samar & Berger，2017；Seymour et al.，2017）。只有第三种实验方法，有可能发现听障人群视觉功能缺陷现象和补偿现象同时发生。但是研究结果仍然无法证明听障人群副中央凹/边缘视野增强导致中央凹减弱，未能发现听障人群视觉功能缺陷和补偿现象共存。虽然现有的几项研究都没有发现缺陷和补偿现象共存，但这两种现象之间的关系具有非常重要的理论价值，仍有待后续研究。

第二节　听障人群视觉功能补偿现象的特点

通过上文的梳理发现，听障人群视觉功能的改变，既可能表现为缺陷，也可能表现为补偿。相比听障人群视觉功能的缺陷现象，听障人群视觉功能补偿现象的研究，对于听障个体适应社会生活有非常重要的意义，补偿现象的研究也更为充分。因此，下文将对听障人群视觉功能补偿现象的特点进行总结归纳，以更深入地了解补偿现象，为本书后续的实验研究做好铺垫。从补偿现象发生的条件、发生的原因和实际结果来看，听障人群视觉功能的补偿现象有以下三个特点：选择性补偿、听觉缺失导致补偿和"双刃剑"式补偿结果。

一、选择性补偿

听障人群视觉功能的补偿现象具有选择性。这种选择性与被试群体、实验刺激的呈现区域和实验任务的要求有密切的关系。

（一）群体特征

听障人群视觉功能的整合理论提出，听障人群的视觉功能会随着个体年龄的增长而发展。听障人群视觉功能的补偿现象，与被试的年龄有关（Dye & Bavelier, 2010）。为了描述听障人群视觉功能随年龄增长的变化趋势，前人开展了一些发展研究。Dye 等（2009）使用 UFOV 任务发现，11~13 岁的聋童开始出现视觉功能补偿现象。而 Codina 等（2011）采用静态视野测量法发现，13~15 岁的聋童开始出现响应增强现象。综合这两项发展研究来看，听障人群视觉功能的补偿现象在 13 岁左右开始出现（Alencar et al., 2019），且大多发生在成年听障群体（Dye & Bavelier, 2010），如图 1-2 所示。

那么，随着年龄的增长，听障人群的视觉功能补偿现象将如何发展？遗憾的是，在上述发展研究中，只是发现听障人群的行为结果表现优于同龄健听者，并没有计算"补偿效应的大小"。由于现有文献证据较少，尚无法确定是否应该用听障人群和同龄健听者在视觉任务中的结果差值来表示补偿效应的大小。所以，也无法描述听障人群视觉功能补偿效应的发展趋势。

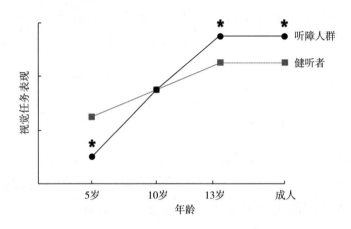

图1-2　听障人群和健听者视觉任务表现的发展（Alencar et al.，2019）

除年龄因素外，被试群体的选择性还体现在其他的人口学变量因素，如致病因素、听力损失程度、是否植入人工耳蜗和手语熟练度等。Bavelier 等（2006，2010）认为，发现视觉功能缺陷现象的研究中，听障被试的人口学背景比较复杂。而发现补偿现象的研究中，听障被试大多是出生于听障父母、重度失聪，且无其他中枢神经系统损伤的手语母语使用者。满足这些条件的听障人群，仅占听障群体总量的5%（R. E. Mitchell & Karchmer，2004）。虽然这个观点存在争议（Hauser et al.，2007；Pavani & Bottari，2012），但后续研究仍需要尽可能严格地控制被试的人口学因素。

总之，视觉功能的补偿现象仅发生在部分听障群体。为了探究听障人群视觉功能补偿现象对阅读任务的影响，本书在可行的范围内设置了最严格的筛选标准，避免被试的人口学因素对实验结果产生影响。具体的筛选条件包括：平均年龄大于 13 岁，听力极重度受损（优势耳的听力损伤程度大于 80dB），未植入人工耳蜗，致聋时间小于 3 岁（语前聋），智力水平正常，没有其他精神类疾病，没有视觉系统生理缺陷等。在高水平的阅读任务中，听障被试的阅读能力也会使实验结果产生混淆。因此，参照以往听障人群阅读研究中的被试匹配方法（刘璐，闫国利，2018；闫国利，陶佳雨等，2019；闫国利等，2021；Z. F. Liu et al.，2021；Tao et al.，2019），设置两个健听控制组：生理年龄匹配组和阅读能力匹配组，以控制阅读能力和发展差异对结果的影响。

（二）视野特征

听障人群视觉功能补偿现象大多发生在副中央凹和边缘视野，而非中央凹视野。在加工中央凹视野的刺激时，与年龄匹配的健听人相比，成年听障者的表现相当（Bavelier et al.，2000；Loke & Song，1991；Seymour et al.，2017；Stevens & Neville，2006），而聋童则可能表现出缺陷（T. V. Mitchell & Quittner，1996；Quittner et al.，1994；Smith et al.，1998）。四个补偿亚理论都能够解释副中央凹/边缘视野的刺激加工补偿现象，详见第 16 页表 1-1。由此可见，听障人群视觉功能补偿现象对刺激呈现的位置（中央凹、副中央凹和边缘视野），有严格的限制和区分。所以，保证持续且稳定的注视，使刺激始终处于副中央凹或边缘视野，是补偿现象发生的必要条件。

早期的实验中，被试需要始终注视屏幕的中央（中央凹），与此同时，注意屏幕中央以外的其他刺激（副中央凹/边缘视野）。为了避免被试直接注视副中央凹/边缘视野的刺激，避免对其进行精细加工，一些研究者通过口头指导语（Parasnis & Samar，1985）和较短的刺激呈现时间（Brozinsky & Bavelier，2004）等实验设计，要求被试始终注视屏幕中央。而 Jordan 等（1998）研究发现，仅仅依靠指导语或者较短的刺激呈现时间，无法保证持续的中央注视，因此必须借助客观的眼动追踪技术。近年来，越来越多的研究者开始引入实时的眼动监控技术（Bosworth et al.，2013；Bosworth & Dobkins，2002b，2002a；Bottari et al.，2012；Brozinsky & Bavelier，2004；Heimler et al.，2015；Prasad et al.，2015；Quittner et al.，2007；Shiell et al.，2014，2016；Stevens & Neville，2006），以保证对刺激呈现位置的操纵是有效的。

采用眼动追踪技术，不仅能够为听障人群视觉功能补偿现象的研究提供精确有效的数据支持，而且眼动技术在阅读研究领域已经得到广泛的应用。该技术能够满足被试自然阅读的状态，并实时记录被试的眼动轨迹。通过分析收集到的各类眼动指标，有利于揭示读者阅读过程中的阅读策略。考虑到以上两方面的优势，本书将借助眼动仪探究听障人群视觉功能补偿现象对其阅读过程的影响。

（三）任务特征

除群体特征和视野特征以外，听障人群视觉功能的补偿现象对实验任务也有选择性。听障人群视觉功能补偿现象只表现在某些视觉任务上，并不是在所有的视觉功能中都增强（王翠艳，杨广学，2016；Alencar et al.，2019）。超通道功能假说认为，听障人群视觉功能补偿现象只发生在"由听觉系统主导的超通道功能"（Bavelier & Hirshorn，2010；Shiell et al.，2014），而在其他由视觉系统主导的超通道功能中，没有发现听障人群视觉功能的增强，如听障个体对物体运动速度和方向的分辨能力（Almeida et al.，2018；Bosworth & Dobkins，1999，2002b；Brozinsky & Bavelier，2004；Hauthal et al.，2013；Lomber et al.，2010）。完全由视觉系统负责的加工过程中，仅在面孔识别功能上表现出增强（Benetti et al.，2017；Bettger et al.，1997；McCullough & Emmorey，1997；Shalev et al.，2020；Sharma & Mitchell，2013；Weisberg et al.，2012），在其他任务上没有发现听障人群视觉功能的补偿现象，如颜色刺激的识别（Armstrong et al.，2002）。与腹侧视觉通路功能相比，由背侧视觉通路表征的视觉功能更易发生补偿（Armstrong et al.，2002；Bavelier et al.，2001）。

另外，Bavelier 等（2001）认为，由于实验任务对视觉注意资源的分配要求会影响听障人群的视觉功能补偿现象，因此补偿现象主要发生在需要注意参与的高水平视觉加工过程（王翠艳，杨广学，2016）。而在感受性水平上，听障人群和健听者的视觉感受阈限基本一致，如闪光融合临界频率（critical flicker frequency, CFF；Bross & Sauerwein，1980；Poizner & Tallal，1987）、对比敏感性阈限（Finney & Dobkins，2001；Stevens & Neville，2006）、亮度区分敏感性（brightness discrimination sensitivity；Bross，1979）、视敏度（Lomber et al.，2010）等。综上，听障人群视觉功能的补偿现象一般发生在"由听觉信息主导的超通道功能"、需要较多视觉注意资源参与的任务，或者与听障人群适应和生存密切相关的视觉任务。

二、听觉缺失导致补偿

听障人群视觉功能的补偿现象是由于早期听觉缺失引起的，还是由于手语使用经验导致的？为了区分听觉信息缺失和手语使用经验的影响，一种普遍使用的实验方法是，纳入手语流畅的健听者作为控制组，比如听障父母的健听子女（hearing offspring of deaf, HOD）。HOD是健听者，但出生于听障父母，手语技能较高。相比先天听障被试，HOD 具有相似的手语使用经验，而且不受听觉信息缺失的影响。因此，以先天/早期听障、不会手语的健听者和 HOD 为被试，比较三组被试在视觉任务上的表现，可以区分听觉信息缺失和手语使用经验对听障人群视觉功能的影响。

如果听障人群的任务表现明显好于其他两组健听者，则表明听障人群视觉功能补偿现象是由于早期听觉剥夺导致的，而非手语使用经验的影响。如果听障人群的任务表现明显好于不会手语的健听者，而且与 HOD 的任务表现相当，则说明听障人群视觉功能补偿现象是由手语使用经验引起的。一系列研究都证实：只在听障被试群体中发现了视觉功能的补偿现象，在健听的手语使用者中没有发现（Bavelier et al.，2001；Bosworth & Dobkins，2002a，2002b；Codina et al.，2017；Dye，Hauser et al.，2009；Neville & Lawson，1987b；Proksch & Bavelier，2002）。这说明听障人群视觉功能的补偿现象是由于早期听觉缺失引起的，而不是长期的手语使用经验导致的。

三、"双刃剑"式补偿结果

听障人群视觉功能补偿现象的结果是一把"双刃剑"，有利也有弊。副中央凹/边缘视野的刺激，既可能促进中央凹目标刺激的加工，也可能干扰中央凹目标刺激的加工。听障人群视觉功能的补偿现象会将其放大，使其受到的促进和干扰作用更大。当副中央凹/边缘视野的刺激与中央凹任务相关时，相比健听控制组被试，听障人群会表现出更大的促进效应（Prasad et al.，2017）。而当副中央凹/边缘视野的刺激是无关分心物时，听障人群比健听者受到的干扰效应也更大（Bosworth & Dobkins，2002a；Q. Chen et al.，2010；Dye，2016；Dye et al.，2007；Dye & Hauser，2014；T. V. Mitchell & Quittner，1996；Proksch & Bavelier，2002；Sladen et al.，2005）。

Prasad 等（2017）采用掩蔽启动任务，发现了听障人群视觉功能补偿现象的促进作用。在该任务中，启动数字会出现在中央凹或边缘视野（21°），呈现时间为 33ms，随后被"#"掩蔽。实验 1 的目标数字始终呈现在中央凹视野。实验 2 的目标数字始终与启动数字的位置保持一致，即目标数字可能出现在中央凹视野，也可能是边缘视野。结果发现，在实验 1 中，与同龄的健听者相比，听障人群的启动效应更大，而且对边缘视野内启动刺激的分辨能力更高。在实验 2 中，听障人群对中央凹目标刺激的启动效应更大，反应的准确率也更高。因此，Prasad 等（2017）认为，听障人群的视觉功能补偿现象与视觉注意资源的分配有关。若实验任务要求被试将视觉注意资源分配到更大的视野区域，则听障人群对边缘视野内掩蔽刺激的敏感性更高，表现出视觉功能补偿现象。若实验任务降低向边缘视野分配视觉注意资源的要求，则听障人群边缘视野的优势消失。

与之相反，许多研究者采用 Flanker 任务，验证了听障人群视觉功能补偿现象的干扰作用。Sladen 等（2005）以听障者和健听者为被试，要求被试快速识别屏幕中央的目标字母（H 或 N），目标字母可能单独呈现，也可能与四个相同的字母一起呈现（HHHHH），或者与四个不同的分心字母伴随呈现（NNHNN）。前者是反应一致条件，后者是反应不一致条件。另外，对字母之间的视角距离进行操纵，设置 0.05°、1°和 3°水平。结果发现，与反应一致条件相比，被试在反应不一致条件下的反应时更长，出现了干扰效应。当字母之间相距 1°时，听障被试受到的干扰效应大于健听者；当字母之间相距 3°时，两组被试受到的干扰效应无显著差异。随后，Dye 等（2007）采用经典的注意网络测试任务（Attentional network test, ANT），用方向不同的箭头来表示目标刺激和分心刺激，结果发现，无论分心刺激呈现在 1°、2°还是 3°视角，听障被试受到的干扰效应始终大于健听者。还有其他研究者重复了上述结果，均发现副中央凹和边缘视野的分心物对听障人群的干扰作用更大（Bosworth & Dobkins, 2002a; Q. Chen et al., 2010; Dye, 2016; Dye & Hauser, 2014; T. V. Mitchell & Quittner, 1996; Proksch & Bavelier, 2002）。

如上所述，听障人群视觉功能补偿现象是一把"双刃剑"，既能增加有效刺激的促进作用，也能加剧无关分心物的干扰作用。而且，干扰效应的大小可能与分心刺激的呈现位置有关。那么，随着分心物和目标刺激之间的距离增加，干扰效应是否会变得越来越小？有效刺激产生的促进作用，是否也会随着与目标刺激之间距离的增加而变化？

最后，听障人群视觉功能补偿现象能够在多大的范围内发生？这些问题都有待后续研究。

第三节　听障人群视觉功能补偿现象
对其阅读过程的影响

听障人群的视觉功能补偿现象，不仅会影响低水平的视知觉加工任务，也会影响高水平的阅读任务（Dye et al.，2008）。个体的视野可以划分为三个区域：中央凹（注视点左右各1°视角）、副中央凹（注视点左右1°～5°）和边缘视野（注视点左右5°以外）。中央凹处的视敏度最高，随着视角距离的增大，视敏度迅速下降，识别文本的能力也随之下降。在阅读过程中，读者每次注视能够获取信息的范围有限，为了使文本落在视网膜最敏感的区域，以对其进行精细的加工和处理，读者需要不断地眼跳来改变注视点的位置。从副中央凹区域获得的信息，对于眼跳落点位置的选择非常重要（Rayner，1998，2009）。因此，阅读过程和视觉系统息息相关。

如上文所述，在低水平视知觉任务中发现，听障人群的视觉功能补偿现象发生在副中央凹或边缘视野。那这种补偿现象会如何影响其阅读过程？近年来，国内外研究都发现，与阅读水平相当的健听读者相比，听障人群拥有更大的阅读知觉广度（付福音等，2019；乔静芝等，2011；陶佳雨，2020；闫国利等，2021；Bélanger et al.，2018；Bélanger，Slattery et al.，2012；Z. F. Liu et al.，2021），以及更高效的副中央凹加工过程（刘璐，2017；刘璐，闫国利，2018；闫国利，陶佳雨等，2019；Bélanger et al.，2013；Pan et al.，2015；Tao et al.，2019；Yan et al.，2015）。下面将从阅读知觉广度和副中央凹加工两个方面阐述听障人群视觉功能补偿现象对其阅读过程的影响。

一、听障人群的阅读知觉广度

阅读知觉广度指读者在一次注视时能够获得的有效信息范围（Mc-Conkie & Rayner，1975）。常用的测量方法是"呈现随眼动变化的移动窗口范式（gaze-contingent moving-window paradigm）"（McConkie & Rayner，1975），如图1-3所示。在该范式中，读者每次注视时，注视点的周围都会伴随呈现一个可视窗口。窗口内的文本正常呈现，窗口外的文本被掩蔽材料遮挡，如※或假字。这个可视窗口会随着读者注视点的转移而移动，随后之前看过的文本，会被再次掩蔽。因此，研究者可以通过操纵移动窗口的大小来控制读者每次注视能够获得信息的范围，从而估计阅读知觉广度的大小。移动窗口范式的基本假设是，若移动窗口小于阅读知觉广度，则会干扰正常的阅读过程。将不同的窗口条件与正常阅读的无窗口条件相比，若某个窗口条件的各项眼动结果与正常阅读条件没有差异，则说明读者的阅读知觉广度等于该窗口的大小（闫国利等，2010）。

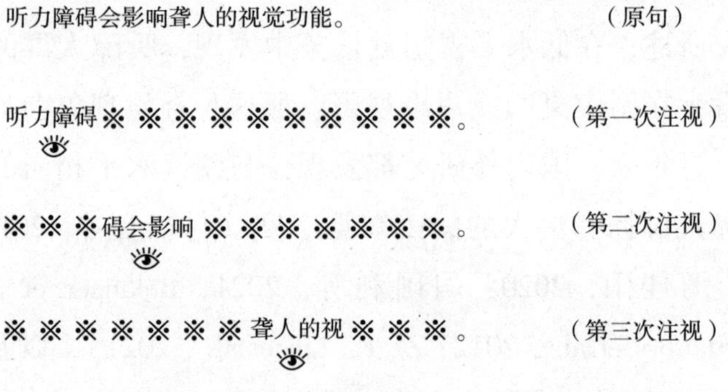

听力障碍会影响聋人的视觉功能。　　　　　　　　　　（原句）

听力障碍※ ※ ※ ※ ※ ※ ※ ※ ※ ※。　　　　　（第一次注视）
　👁

※ ※ ※碍会影响※ ※ ※ ※ ※ ※ ※。　　　　　（第二次注视）
　　　👁

※ ※ ※ ※ ※ ※ ※聋人的视 ※ ※ ※。　　　　　（第三次注视）
　　　　　　　👁

图1-3　移动窗口范式

（以注视点左侧1个字、右侧2个字的窗口大小为例）

受到阅读方向的影响，阅读知觉广度具有不对称性（熊建萍等，2009；Jordan et al.，2014；McConkie & Rayner，1976）。在拼音文字系统中发现，成年健听读者的阅读知觉广度是注视点左侧3~4个字母，右侧14~15个字母（Rayner，2009）。在汉语读者中发现，成年的健听读者一次注视时能够获取信息的范围是注视点左侧1个汉字，右侧3~4个汉字（闫国利等，2011；Inhoff & Liu，1998）。

相比阅读能力匹配的健听读者，听障读者的阅读知觉广度更大，表现出视觉功能补偿现象（陶佳雨，2020；闫国利等，2021；Bélanger et al.，2018；Bélanger, Slattery et al.，2012；Z. F. Liu et al.，2021）。在拼音文字系统中，Bélanger等（2012）以成年读者为被试发现，相比阅读能力匹配的健听读者（注视点右侧14个字母），高技能听障读者的右侧阅读知觉广度更大（注视点右侧18个字母）。而且，这种现象在7~15岁的聋童中也得到了验证。高技能聋童的右侧阅读知觉广度是注视点右侧10个字母，与其能力相当的健听聋童的右侧阅读知觉广度是注视点右侧6个字母（Bélanger et al.，2018）。

在汉语读者群体中也发现，听障读者的阅读知觉广度大于其能力匹配的健听者。这种补偿现象既可能表现在注视点左侧（陶佳雨，2020），也可能表现在注视点右侧（闫国利等，2021），或听障读者的左右侧阅读知觉广度都更大（Z. F. Liu et al.，2021）。而且，汉语听障读者的左侧阅读知觉广度，甚至大于其同龄的健听读者（付福音等，2019；乔静芝等，2011；陶佳雨，2020；Z. F. Liu et al.，2021）。

汉语读者的多项研究结果之间存在差异，可能与汉字的特性（汉字是单字词还是双字词）和实验窗口的设计（窗口是否对称）有关。由于阅读知觉广度具有不对称性，右侧的阅读知觉广度更大。因此，采用左右侧对称的窗口设计，在满足右侧阅读知觉广度大小的前提下，无法确定左侧阅读知觉广度的大小，只能比较听障读者和健听读者右侧阅读知觉广度的差异（闫国利等，2021）。采用左右侧不对称的窗口设计，单独考察左侧和右侧阅读知觉广度的大小，有利于发现听障和健听读者左侧阅读知觉广度的差异（付福音等，2019；乔静芝等，2011；陶佳雨，2020；Z. F. Liu et al.，2021）。此外，汉字包括单字词和双字词，由汉字双字词测得的阅读知觉广度，大于汉字单字词测得的结果（付福音等，2019）。而且，汉字的词长效应对听障读者阅读知觉广度的影响更大（Z. F. Liu et al.，2021）。后续研究应充分考虑实验材料和窗口设计对阅读知觉广度结果的影响。

值得一提的是，与阅读能力匹配的健听者相比，高技能听障读者的回视次数更少（Bélanger et al.，2018），向前眼跳距离更长，但平均注视时间与匹配组无差异（Bélanger, Slattery et al.，2012）。Bélanger等（2018，2012）认为，这可能是由于听障读者将更多的视觉注意资源分配到副中央凹视野，使其能够获得副中央凹视野内更远处的信息。所以，在一次注视过程中，听障读者的词汇加工效率更高。这个观点得到部分中文研究结果的支持（陶佳雨，2020；闫国利等，2021）。总结来看，听障人群句子阅读过程中的视觉功能补偿现象，一种表现形式是听障读者的阅读知觉广度更大（付福音等，2019；乔静芝等，2011；陶佳雨，2020；闫国利等，2021；Bélanger et al.，2018；Bélanger, Slattery et al.，2012；Z. F. Liu et al.，2021）。

二、听障人群阅读过程中的副中央凹加工

在阅读过程中，听障人群视觉功能补偿现象对其副中央凹加工过程的影响，不仅体现在词汇识别水平，还体现在句子阅读水平。下面从这两个方面介绍听障人群副中央凹加工过程中的视觉功能补偿现象。

（一）词汇识别水平

在词汇识别过程中，听障人群的视觉功能补偿现象是一把"双刃剑"，与低水平视知觉任务的研究结果相同。副中央凹视野内的有效刺激会促进中央凹目标字的识别，而副中央凹视野内的无关干扰刺激会干扰中央凹目标字的识别。听障人群视觉功能补偿现象会将其放大，

使其受到的促进和干扰作用更大（刘璐，2017；陶佳雨，2020；Tao et al.，2019）。

刘璐（2017）以听障中学生、年龄匹配组和阅读能力匹配组健听者为被试，采用副中央凹启动范式，考察副中央凹启动字对中央凹目标字识别的促进作用。启动字距离中央注视点 3°视角，可能出现在屏幕的左侧或右侧，呈现时间为 40ms、60ms 或 80ms。此外，还操纵了启动字和目标汉字之间的关系，设置两种启动条件，分别是正字法相似字启动和无关字启动。两个启动条件之间的反应时差值，表示副中央凹启动效应量的大小。结果发现，当启动字呈现时间为 60ms 时，听障中学生的副中央凹启动效应量明显大于两组健听者。

随后，为了确保被试始终注视屏幕中央，使启动字始终处于被试的副中央凹视野。刘璐（2017）进一步采用眼动监控技术，将副中央凹启动范式与边界范式（boundary paradigm）相结合。在启动字呈现的同时，若被试始终注视屏幕中央的注视点，则副中央凹视野的启动字正常呈现；若被试的注视位置偏离屏幕中央的注视点区域，向启动字发生朝向眼跳，则启动字被掩蔽。结果发现，当副中央凹启动字（3°）的呈现时间为 100ms 时，听障中学生的副中央凹启动效应量依旧大于健听控制组被试。

此外，刘璐（2017）还采用了 Flanker 范式，将其与词汇判断任务（lexical decision task，LDT）相结合，考察副中央凹无关字对中央凹目标字识别的干扰作用。目标汉字可能单独呈现在屏幕中央，也可能伴随着无关字一同出现。伴随呈现时，无关干扰字会出现在屏幕的左侧或右侧，距离注视点 3°视角。无干扰字条件和有干扰字条件之间的反应时差值，表示副中央凹干扰效应量的大小。结果发现，听障中学生的副中央凹干扰效应量显著大于两组健听者。随后，陶佳雨（2020）以听障大学生为被试，重复了刘璐采用 Flanker 范式所做实验的结果。当无关干扰字出现在 1°、2°、3°或 4°视角时，听障大学生的干扰效应都大于健听控制组被试。而且，听障大学生的干扰效应还受其阅读能力的调节，阅读水平较低的听障读者表现出更大的干扰效应（Tao et al.，2019）。

因此，在汉语听障读者中发现，听障人群视觉功能补偿现象对其词汇识别过程的影响是一把"双刃剑"，实验结果与副中央凹视野的刺激类型有关。

（二）句子阅读水平

听障人群视觉功能补偿现象对其句子阅读水平的副中央凹加工过程，存在多个方面的影响。既可能影响听障读者从副中央凹视野内获取信息的速度，还会影响其对副中央凹视野内信息的加工程度。这可以通过不同的眼动实验范式来考察。下文将详细介绍听障人群视觉功能补偿现象，对副中央凹信息的获取速度和加工程度的影响。

1. 信息提取的速度

基于眼动技术的消失文本范式（disappearing text paradigm），可以用来考察读者在阅读过程中的信息提取速度（Rayner et al.，2003），如图 1-4 所示。该范式的基本程序是，当读者持续注视某个词一段时间后，如 40ms，被注视的词会"消失"，注视词所在的位置变成空白。经过眼跳，读者的注视点转移到下一个词的位置，此时，之前消失的注视词又重新出现。句子中的每个词都会在呈现相同的时间后消失，待注视点转移后再重新出现。研究者可以通过操纵单词的呈现时间来估计读者提取信息的速度。消失文本范式的基本假设是：若单词在呈现某一特定的时间后消失，此时读者仍然可以正常阅读，而且文本消失条件下的眼动结果与文本不消失条件的结果没有显著差异，这说明单词至少需要呈现这个特定的时间，才能保证阅读过程顺利进行。如果单词的呈现时间小于这个特定的时间，则会干扰文本信息的提取，阻碍正常的阅读过程。

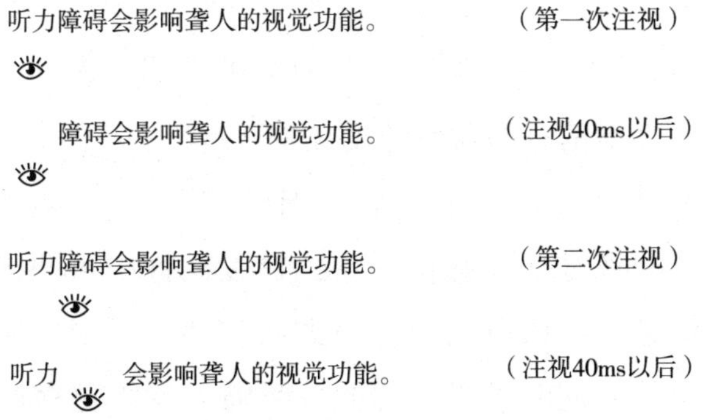

听力障碍会影响聋人的视觉功能。　　　　　（第一次注视）

　障碍会影响聋人的视觉功能。　　　　　（注视40ms以后）

听力障碍会影响聋人的视觉功能。　　　　　（第二次注视）

听力　　会影响聋人的视觉功能。　　　　　（注视40ms以后）

图1-4　消失文本范式

刘璐和闫国利（2018）采用消失文本范式，考察听障中学生、年龄匹配组和阅读能力匹配组健听者对中央凹和副中央凹视野内词汇的加工速度。该研究假设听障人群的视觉功能补偿现象会表现出视觉注意资源的再分配，即听障读者将更多的视觉注意资源分配给副中央凹。考虑到个体的视觉注意资源是有限的，这将导致听障人群中央凹区域的视觉注意资源减少。基于这个假设，研究者认为，在句子阅读过程中，中央凹或副中央凹区域的文本消失与否对三组被试的影响是不同的。听障读者对副中央凹视野内文本信息的加工效率更高，对中央凹视野内文本信息的加工效率较低。因此，与正常的阅读条件相比，副中央凹视野内的词汇短暂呈现后消失，会对健听控制组被试产生较大的阻碍作用。而中央凹区域内的词汇短暂呈现后消失，会对听障被试产生更大的干扰作用。相比其他两个健听控制组，副中央凹的词汇消失与否对听障读者的影响更小。

结果发现，当副中央凹的词汇呈现40ms消失后，不影响听障中学生和其年龄匹配组健听者的词汇识别，但是会对阅读能力匹配组被试的词汇通达过程产生阻碍。当中央凹的词汇呈现40ms消失后，只会对听障中学生的阅读过程造成负面影响，不会影响其他两组健听读者。听障读者对副中央凹处信息的编码速度和年龄相当的健听读者接近，高于阅读能力匹配的健听者。听障读者对中央凹信息的编码速度，明显低于健听读者。因此，刘璐和闫国利（2018）发现了听障人群视觉功能补偿现象对其副中央凹加工过程的促进作用，表现为听障人群对副中央凹视野内文本信息的获取速度更快。

需要指出的是，刘璐和闫国利（2018）认为，听障中学生在副中央凹视野表现出的视觉功能补偿现象，是以牺牲中央凹区域的加工效率为代价的。但是，在该研究中，中央凹和副中央凹区域的文本信息是分开操纵的，并非同时操纵。因此，听障人群将更多的视觉注意资源分配至副中央凹视野，进而导致其中央凹视野的视觉注意资源减少，这只是一个推论。听障人群副中央凹和中央凹视野之间的关系，仍需继续探讨。

2. 信息获取的程度

在句子阅读过程中，读者不仅可以从当前的注视词中（中央凹）获得信息，还可以从注视点右侧的文本中（副中央凹）获得部分信息。由于副中央凹视野的视敏度较低，使得读者只能从中获得有限的文字信息（Rayner & Bertera, 1979）。为了考察读者能够从副中央凹视野中获取哪种类型的信息，及其对当前阅读过程的影响，Rayner（1975）设计了边界范式，如图 1-5 所示。该范式的具体程序是：首先确定拟操纵的目标字在句子中的位置，随后在目标字的左侧设置一个无形的边界。这个边界只是在实验程序中进行设定，实验材料呈现的时候不会出现。若读者的注视点位于边界的左侧，此时目标位置上呈现的是预视刺激。若读者的眼跳跨过边界，注视点落在边界的右侧，则立即用目标刺激替代之前的预视刺激。通过操纵目标刺激和预视刺激之间的关系，例如采用相关字预视，即预视字与目标字在语音、字形或语义等方面存在相关，便可以考察读者能够从副中央凹区域获取哪种类型的文字信息。边界范式的基本假设是，与无关字预视的控制条件相比，在相关字预视条件下，若读者对目标字的识别表现出促进作用，如目标字的注视时间更短，则说明读者能够对副中央凹区域的预视刺激进行加工，出现了预视效应（preview effect）。若无关字预视和相关字预视条件之间的眼动结果没有明显的差异，则说明读者无法从副中央凹区域获取预视信息（闫国利等，2010）。

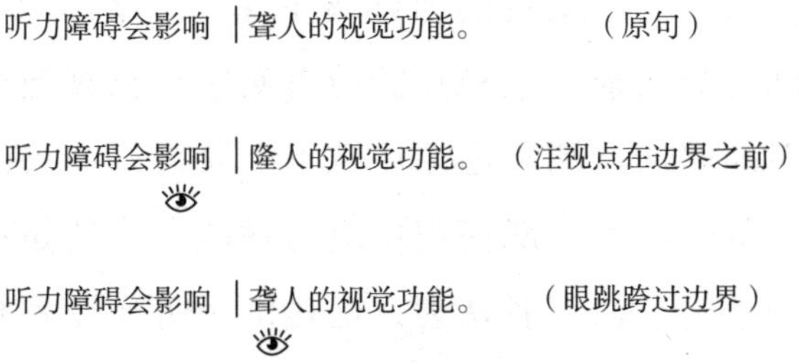

听力障碍会影响 ｜ 聋人的视觉功能。　　　（原句）

听力障碍会影响 ｜ 隆人的视觉功能。　　（注视点在边界之前）
　　　　👁

听力障碍会影响 ｜ 聋人的视觉功能。　　（眼跳跨过边界）
　　👁

图 1-5　边界范式

（以语音相似字预视为例）

许多研究者采用边界范式发现，听障人群视觉功能补偿现象会影响其对副中央凹视野内文本信息的加工程度（邱倚璿，吴铭达，2013；闫国利，陶佳雨等，2019；Bélanger et al.，2013；Pan et al.，2015；Yan et al.，2015）。因此，下文将分别介绍听障人群视觉功能补偿现象，对其字形、语音、语义和手语语音信息预视效应的影响。

在字形预视任务中，前人研究得到了较为一致的结果，即听障读者和健听者都能够获得稳定的字形预视效应（邱倚璿，吴铭达，2013；闫国利，陶佳雨等，2019；Bélanger et al.，2013；Yan et al.，2015）。听障人群视觉功能补偿现象对字形预视加工过程的影响，主要反映在两个方面。一方面，听障读者对目标词的再注视比率较低（Bélanger et al.，2013）。Bélanger 等（2013）发现，听障读者对目标词的再注视比率，与预视词和目标词之间的字形相似程度有关。当预视词和目标词的字形相似程度较高时，如等同预视条件，听障读者对目标词的再注视比率会降低。而健听读者对目标词的再注视比率，在各个预视条件下没有明显差异。这个结果说明，听障读者对副中央凹视野内的字母信息具有更高的敏感性，他们能够从副中央凹视野内获得足够的字形信息，因此不需要对目标词进行多次注视。另一方面，听障人群主要从远端注视点上获得字形预视信息（邱倚璿，吴铭达，2013）。邱倚璿和吴铭达（2013）将边界前的第一个注视点按照位置进行划分，以中位数为标准，离目标字距离近的为近端注视点，离目标字距离远的为远端注视点。随后分析前一注视点的位置对字形预视效应的影响，结果发现，健听者能够从近端和远端注视点上获得副中央凹视野的字形信息，而口语组听障读者（能使用口语与唇语）主要是从远端注视点上获得字形预视信息。研究者认为，这是由于听障读者和健听者的视觉注意资源分布趋势不同。总之，从上述两个结果来看，听障人群视觉功能补偿现象可能会影响其对副中央凹视野内字形信息的预视加工过程。

在语音预视任务中，前人的研究结果仍存在争议。一些研究发现了听障读者的语音预视效应（闫国利，陶佳雨等，2019；Blythe et al.，2018；Yan et al.，2015），也有部分研究不支持听障读者语音预视效应的存在（Bélanger et al.，2013）。邱倚璿和吴铭达认为，听障读者能否对副中央凹视野内的语音信息进行预视加工，与其语言训练的背景有关。他们将听障读者按照语言背景分成两组，分别是口语组听障读者和非口语组听障读者。前者能够使用口语和唇语，后者不擅长口语和唇语。在口语组听障群体中，发现了读者的语音预视效应，而在非口语组听障群体中没有发现。而且，由于听障人群的视觉注意资源分布更分散，口语组听障读者只能从远端注视点上获取语音预视信息（邱倚璿，吴铭达，2013）。这个解释与闫国利等（2019）的观点一致。闫国利等（2019）在高技能的听障读者中发现了语音预视效应，而在健听读者中没有发现。因此，闫国利等（2019）认为，高技能听障读者的语音预视效应是由于听障读者将更多的视觉注意资源分配至副中央凹和边缘视野，进而在副中央凹视野表现出视觉功能增强的现象。

对汉语读者而言，在句子阅读过程中，汉字紧密排列，字与字之间没有空格，因此读者更容易从注视点右侧的汉字中提取信息。而且，由于汉字是表意文字，汉字的字形和语义之间的关系更密切（白学军等，2011）。基于此，Yan 等（2015）以汉语听障读者为被试，考察其对副中央凹视野内语义信息的加工情况。在早期的眼动指标上，发现了听障读者的语义预视效应。这说明相比阅读能力匹配的健听者，听障读者对副中央凹视野内语义信息的加工效率更高。在晚期的眼动指标上，发现了健听读者的语义预视效应，以及听障读者的语义预视代价（preview cost）。与无关字预视条件相比，在语义相关字预视条件下，听障读者对目标词的总注视时间和回视路径时间更长。Yan 等（2015）认为，这是由于听障读者对副中央凹视野内语义信息的加工效率较高，因此他们能够意识到预视词和目标词的语义信息存在差别。在晚期加工阶段，这种语义冲突最终会干扰目标词的加工过程，引发预视代价。需要指出的是，Yan 等（2015）选用的目标字是独体字，而汉字系统中更常见的是合体字。闫国利等（2019）以合体字为目标字，在晚期的总注视时间指标上，发现了高技能听障群体的语义预视效益，而在低技能的听障读者和健听读者中都没有发现。也就是说，相比健听者，高技能听障读者的副中央凹语义加工过程存在增强。上述两项研究，都支持听障读者对副中央凹视野内语义信息的预视加工过程会受到其视觉功能补偿现象的影响。

听障群体的第一语言是手语，而非口语或书面语。手语作为一门独特的视觉语言，具有自己的语法规则。手语的语音系统中，包括手形（handshape）、运动（movement）、位置（location）和朝向（orientation）四个因素（赵英等，2020）。基于特定的语法规则，改变手的形态，再配合面部表情和其他肢体动作，便能够传达不同的思想。一个有趣的现象是，在句子阅读过程中，听障读者能够自动激活副中央凹视野内单词的手语信息，获得手语语音预视效益（Chiu & Wu，2016）。但是也有研究者发现，手语语音预视是一种预视代价（Pan et al., 2015)。与无关词预视条件相比，在手语语音相关词预视条件下，听障读者对目标词的注视时间反而更长（Pan et al., 2015）。Pan 等（2015）认为，听障读者的手语语音预视代价和语义预视代价（Yan et al., 2015）的原理相同。与健听读者相比，听障读者将更多的视觉注意资源分配至副中央凹视野，使其能够更高效地加工副中央凹视野内的预视信息。而且，目标前词的注视时间较长，能够为副中央凹预视加工过程提供更充足的时间。上述两个因素都意味着，听障读者对副中央凹预视词的加工程度更深，这可能会导致预视词和目标词之间存在语义冲突和竞争。因此，听障读者需要付出更多的努力来抑制手语语音相关词的预视信息对目标词加工过程的干扰（Pan et al., 2015）。另外，在汉语阅读过程中，手语对听障读者副中央凹加工过程的影响，与被试的手语经验和手语语音因素有关（Chiu & Wu, 2016；Thierfelder et al., 2020）。操纵不同的手语语音因素，会得到不同的预视结果（Thierfelder et al., 2020）。

总之，在预视类研究中发现，听障读者对副中央凹视野内文字信息的加工效率更高，发生了视觉功能补偿现象。而且，听障人群视觉功能补偿现象不仅会影响低水平的字形和语音信息加工，还会影响高水平的语义和手语语音信息的预视加工。

综上所述，听障人群视觉功能补偿现象既影响其低水平的视知觉任务，也影响着高水平的认知加工活动。在阅读过程中，听障读者有着更强的副中央凹信息加工能力，表现出视觉功能的补偿现象。但是，这种补偿作用是一把"双刃剑"。听障读者获取副中央凹信息的速度更快，加工程度也更深，加工范围也更广。这种高效的副中央凹加工可能会转变为晚期的加工代价，而且听障读者受到副中央凹视野无关干扰刺激的影响也更大。

第二章　听障人群视觉功能补偿现象的研究思路

第一节　听障人群视觉功能补偿现象中的主要问题

一、听障人群视觉功能补偿现象的梳理

关于"听障人群视觉功能改变"这一现象，前人开展了大量的研究。在这些研究中，涉及诸多的定义，使用的实验范式和因变量指标也不尽相同，研究结果之间难以直接比较，这使得听障人群视觉功能缺陷或补偿现象的判定标准不统一，导致研究者无法完整地描述"听障人群视觉功能缺陷现象"或"听障人群视觉功能补偿现象"的含义。

就听障人群视觉功能补偿现象而言，补偿的结果是多种多样的。反映在因变量指标上，补偿结果可能是反应时减少（Loke & Song，1991），可能是可知觉范围增大（Stevens & Neville，2006），或脑区激活程度增加（Seymour et al.，2017）等，这些都可以称为听障人群视觉功能补偿现象。因此，有必要对"听力障碍对聋人视觉功能的影响"的相关研究进行梳理，对"听障人群视觉功能改变"这一现象进行总结。

在文献综述部分，本书从理论角度入手，详细阐述了听力障碍对聋人视觉功能影响的三大理论：视觉功能缺陷理论、视觉功能补偿理

论和视觉功能整合理论。缺陷理论认为，由于听觉系统受损，将会阻碍听障人群视觉系统的发展，使其视觉功能存在缺陷（Conway et al.，2009；T. V. Mitchell & Quittner，1996）。补偿理论认为，为了弥补听觉信息缺失的影响，听障人群的视觉功能将发生补偿性改变，表现出视觉功能增强的现象（Alencar et al.，2019；Bavelier et al.，2000；Pavani & Bottari，2012；Stevens & Neville，2006）。整合理论认为，听障人群视觉功能既可能表现为缺陷，也可能表现为增强，与实验任务要求和被试的年龄有关（Dye & Bavelier，2010）。

其中，听障人群视觉功能补偿理论可以从补偿的行为结果和生理机制两个角度进行分类。基于行为结果的亚理论，既包括支持时间维度补偿的响应增强假说（Pavani & Bottari，2012），也包括支持空间维度补偿的知觉增强假说（Stevens & Neville，2006）。基于生理机制的亚理论，包括超通道功能假说（Lomber et al.，2010）和背侧通路假说（Bavelier et al.，2000），分别关注听障人群听觉和视觉组织改变与补偿的关系。

随后，在补偿理论的基础上，总结了听障人群视觉功能补偿现象的三个特点：①听障人群视觉功能补偿现象具有选择性；②听觉缺失引起其视觉功能的补偿，而非手语的使用；③听障人群视觉功能补偿现象的结果是一把"双刃剑"，有利有弊。厘清听障人群视觉功能补偿现象的含义，对该现象进行总结归纳，有助于后续阅读研究的开展。

二、听障人群阅读任务中的视觉功能补偿现象

听障人群视觉功能的改变不仅仅影响低水平的视知觉任务，也会影响高水平的阅读任务（Dye et al.，2008）。读者每次注视能够获取信息的范围有限，为了使文本落在视网膜最敏感的区域，读者需要不断地眼跳来改变注视点的位置（Rayner & Bertera，1979）。因此，阅读不仅涉及视野空间上的区分，也包含时间维度上的信息整合，这都可能

受到听障人群视觉功能改变的影响。

目前，越来越多的研究者开始关注听障人群视觉功能补偿现象对其阅读过程的影响。在阅读领域，也发现了听障人群视觉功能的补偿现象。参照听障人群视觉功能补偿现象对其视知觉任务的影响方式，可以从时间维度和空间维度两个方面，将阅读领域的已有研究进行如下分类。

1. 时间维度的补偿

听障人群对副中央凹信息的加工速度更快（刘璐，闫国利，2018），能更快地获得语义预视（Yan et al.，2015），但是在晚期转变为预视代价，对阅读过程造成阻碍。

2. 空间维度的补偿

在中文和英文阅读中都发现，听障读者每次注视获取有用信息的范围更大，即阅读知觉广度更大（付福音等，2019；乔静芝等，2011；闫国利等，2021；Bélanger et al.，2018；Bélanger，Slattery et al.，2012；Z. F. Liu et al.，2021）。相比健听者，听障读者能够从远端注视点上获得副中央凹视野内的预视信息（邱倚璿，吴铭达，2013）。而且，在字母和词汇识别过程中，副中央凹刺激对听障读者的促进作用（刘璐，2017）和干扰作用（刘璐，2017；Sladen et al.，2005；Tao et al.，2019）更大。

由此来看，在拼音文字和汉语读者中发现，听障者的阅读加工过程中存在视觉功能补偿现象。而且，这种补偿作用既可能是促进，也可能是干扰。但是，关于听障人群视觉功能补偿现象对其阅读加工的影响仍有一些问题有待解决。比如以往研究大多关注听障人群对副中央凹刺激的觉察和识别，很少有研究同时考察读者对中央凹和副中央凹刺激的加工，以描述听障读者的视觉注意资源分布情况。

阅读是一种复杂的认知活动，其中包括多种加工过程，如词汇和句子的加工，这些都涉及读者视觉注意资源的分配。因此，本书将从视觉注意、词汇识别和句子阅读三个不同的认知水平探究听障人群视觉功能补偿现象对其阅读加工的影响。这三种不同水平的阅读任务，可以分别解决以下三个问题。

（1）听障人群的视觉功能补偿现象，是否与其视觉注意资源的分布有关，是否与刺激的类型有关？

在低水平知觉任务中，Buckley 等（2010）认为，听障人群之所以能够觉察到离注视点更远的刺激，是由于他们的视觉注意资源分配更广。而 Proksch 和 Bavelier（2002）认为，听障人群的视觉注意资源在空间上进行了再分配，在中央凹以外的视野分配了更多的视觉注意资源（项明强，胡耿丹，2010；Dye，Hauser et al.，2009）。总结来看，与健听的被试相比，听障人群不仅能够将视觉注意资源分配到边缘视野内更远的位置呈现出分布范围的优势，还能够将更多的视觉注意资源分配至副中央凹和边缘视野表现出量的优势。随着研究的迁移，后续研究者用"视觉注意资源再分配"同时指代量和范围的差异（陶佳雨，2020；Buckley et al.，2010；Sladen et al.，2005），即听障人群在副中央凹视野分配了更多的视觉注意资源，并/或将其分配到视野内更远的位置。

听障人群的副中央凹/边缘视野视觉注意资源分配优势，也会反映在高水平的阅读任务中。研究者认为，相比健听读者，听障读者更大的阅读知觉广度（陶佳雨，2020；Bélanger et al.，2018；Bélanger，Slattery et al.，2012），以及词汇识别任务中的"双刃剑"式补偿结果（刘璐，2017；陶佳雨，2020；Tao et al.，2019），都能够说明其表现出了视觉注意资源的再分配。

但是，很少有研究直接考察听障人群视觉注意资源的分布情况。这可以通过测量个体的视觉注意广度（visual attention span，VAS）技能来实现。VAS 技能是指在一次注视过程中，个体能够同时加工多个视觉刺激的能力（Bosse et al.，2007）。读者的 VAS 技能与其词汇

（van den Boer et al.，2015）、语句（Zhao et al.，2017）或文本（van den Boer et al.，2014）的阅读流畅性密切相关。Frey 和 Bosse（2018）认为，由于视觉注意资源的限制，个体能够并行加工的刺激数量有限。因此，VAS 技能的高低可以用来描述个体视觉注意资源的分布情况。为了验证听障人群的视觉功能补偿现象是否会表现出视觉注意资源的再分配，即听障人群能否将更多的视觉注意资源分配至副中央凹视野，并/或将其分配到视野内更远的位置，本书将直接测量听障读者的 VAS 及其影响因素。

　　另一个与听障人群视觉功能补偿现象密切相关的问题是，刺激的类型是否会影响听障人群的视觉注意资源分布。前人在视知觉刺激和言语刺激的任务中，均发现了听障人群的视觉功能补偿现象（Bélanger，Slattery et al.，2012；Stevens & Neville，2006）。这说明听障人群的视觉注意资源再分配可能与刺激类型无关。为了验证这个假设，本书将采用非言语（non-verbal）的图形刺激、高度熟悉的数字刺激和不同复杂程度的汉字刺激，依次测量听障读者的 VAS。通过描述听障读者加工不同刺激时的视觉注意资源分配情况判断听障人群的视觉功能补偿现象是否会受到刺激类型的影响。

　　（2）听障人群的视觉功能补偿现象，能够在多大的范围内出现？

　　听障人群视觉功能补偿现象，对其词汇识别过程是一把"双刃剑"，能够放大副中央凹视野刺激的促进作用和干扰作用。那么，这种"双刃剑"式的补偿结果，能够在多大的空间范围内出现？随着启动/干扰刺激和目标刺激之间距离的增加，这种补偿结果会变得越来越弱，还是越来越强？本书将采用副中央凹启动范式和 Flanker 范式，变换启动刺激和干扰刺激的呈现位置，不断增加其与目标刺激的视角距离，考察听障人群视觉功能补偿现象的"双刃剑"式补偿结果，能够在多大的范围内发生。

　　（3）在句子阅读过程中，听障人群的视觉功能补偿现象会如何影响其中央凹的词汇识别过程?

在视知觉任务和词汇识别任务中均发现,副中央凹视野内的有效/无关刺激,会促进/干扰中央凹目标刺激的加工。而听障人群的视觉功能补偿现象会使其受到的促进和干扰作用都更大(刘璐,2017;Bosworth & Dobkins,2002a;Q. Chen et al.,2010;Dye,2016;Dye et al.,2007;Dye & Hauser,2014;T. V. Mitchell & Quittner,1996;Prasad et al.,2017;Proksch & Bavelier,2002;Sladen et al.,2005;Tao et al.,2019),呈现出"双刃剑"式的补偿结果。

但是,在句子阅读过程中,尚无文献直接探讨听障读者的副中央凹视觉功能补偿现象对中央凹加工过程的影响。在视知觉任务和词汇识别任务中发现的,听障人群副中央凹视觉功能补偿现象对其中央凹加工过程的促进作用,能否反映在句子阅读水平?

对于句子阅读过程而言,相比副中央凹视野的预视加工,中央凹视野的词汇通达更为重要(Rayner & Bertera,1979)。而且,在汉语句子阅读过程中,字与字之间没有空格,汉字排列紧密,读者更容易从注视点右侧的汉字提取信息。因此,本书将采用眼动技术,操纵副中央凹词 $N+1$ 和中央凹词 N 之间的关系,以探究听障读者句子阅读过程中的副中央凹视觉功能补偿现象,能否促进其中央凹的词汇识别过程。

综上,本书将在严格筛选被试的基础上,借助眼动技术,分别考察听障人群视觉功能补偿现象对其视觉注意广度、词汇识别和句子阅读的影响。这些研究不仅能够为促进听障者的阅读提供帮助,而且能够完善听力障碍对聋人视觉功能影响的理论模型。因此,依据现有的知觉理论,探究听障人群视觉功能补偿现象对其阅读过程的影响,有重要的实践价值和理论意义。

第二节　听障人群视觉功能补偿现象的研究方法

本书包括三个研究，分别考察听障人群视觉功能补偿现象对其视觉注意广度（研究一）、词汇识别（研究二）和句子阅读（研究三）的影响。研究一是基础研究，在视觉注意水平验证听障人群副中央凹视觉功能补偿现象的存在，同时描述听障人群视觉注意资源的分布情况，以期发现听障人群的视觉注意资源再分配。随后，研究二从词汇识别水平，探究听障人群副中央凹视觉功能补偿现象能够在多大的范围内发生。研究三在句子阅读水平，考察听障人群副中央凹视觉功能补偿现象对其中央凹加工过程的影响。具体的研究框架见图 2-1。

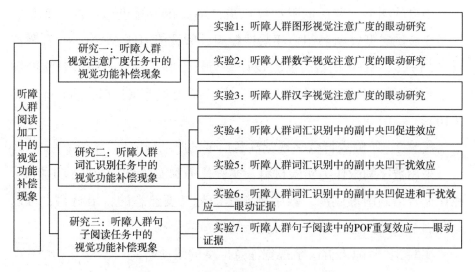

图 2-1　研究框架图

一、研究一：听障人群视觉注意广度任务中的视觉功能补偿现象

通过比较听障人群、年龄匹配组和阅读能力匹配组被试 VAS 技能

的高低，来探究听障人群的视觉功能补偿现象是否与其视觉注意资源的分布有关。此外，设置三种实验材料，分别是非言语的图形刺激（实验1）、高度熟悉的数字刺激（实验2）和不同复杂程度的汉字刺激（实验3），考察听障人群的视觉功能补偿现象是否会受到刺激类型的影响，并描述听障人群加工不同刺激时的视觉注意资源分配情况。

实验1：听障人群图形视觉注意广度的眼动研究

控制实验采用图形判断任务，要求被试判断两个图形刺激是否相同，检测被试对刺激的识别能力是否存在差异。正式实验采用视觉1-back任务，首先呈现图形序列200ms，随后呈现目标图形。图形序列是由5个图形刺激水平排列而成。实验任务是，要求被试判断目标图形是否出现在图形序列中。在整个实验过程中，要求被试始终注视屏幕中央的图形，并借助眼动仪对被试的注视位置进行监控。实验设计是3被试类型（听障组、年龄匹配组、阅读能力匹配组）×6刺激位置（P1-P5、NO）的混合实验设计。与言语刺激相比，图形刺激的加工过程不会受到被试视觉—语音编码能力的影响（Ziegler et al.，2010）。

实验2：听障人群数字视觉注意广度的眼动研究

采用数字刺激作为实验材料，实验任务和实验设计与实验1相同。相比非言语的图形刺激，数字刺激是一种高度熟悉的言语材料，可以避免因材料的熟悉性较低，对实验结果造成影响。

实验3：听障人群汉字视觉注意广度的眼动研究

由于汉字的视觉复杂程度跨度较广，为了避免该因素影响VAS的实验结果，遂设置了汉字复杂度变量，采用不同笔画数的汉字作为实验材料。正式实验的设计是3被试类型（听障组、年龄匹配组、阅读能力匹配组）×6刺激位置（P1~P5、NO）×2汉字复杂度（高、低）的混合实验设计。在汉语读者群体中，相比数字刺激，汉字的习得年龄（age of acquisition，AOA）更大，视觉复杂性更高（N. T. Chen et al. , 2019）。

二、研究二：听障人群词汇识别任务中的视觉功能补偿现象

通过比较不同视角条件下，听障组、年龄匹配组和阅读能力匹配组被试副中央凹启动效应（实验4）和干扰效应（实验5）的大小，来探究听障读者词汇识别过程中的"双刃剑"式补偿结果，是否会随着视角距离的增加而产生变化。为了更准确地操纵视角，严格控制刺激的呈现位置，还引入了眼动监控技术，同时考察被试的副中央凹启动效应和干扰效应（实验6）。

实验4：听障人群词汇识别中的副中央凹促进效应

采用副中央凹启动范式，设置重复字启动和无关字启动条件。在副中央凹视野内，操纵启动字和中央注视点之间的视角距离。实验设计是3被试类型（听障组、年龄匹配组、阅读能力匹配组）×3视角距离（$1.5°$、$3°$、$4.5°$）×2启动条件（重复字启动、无关字启动）的混合实验设计。启动效应的大小是重复字启动和无关字启动条件下反应时的差值。通过比较被试在不同视角条件下启动效应的大小，从"双刃剑"中促进作用的角度，描述听障人群的视觉功能补偿现象随视角距离的变化趋势。

实验5：听障人群词汇识别中的副中央凹干扰效应

采用Flanker范式，设置有干扰条件和无干扰条件。在副中央凹视野内，操纵无关干扰字和中央注视点之间的视角距离。实验设计是3被试类型（听障组、年龄匹配组、阅读能力匹配组）×4干扰条件（无干扰、$1.5°$干扰、$3°$干扰、$4.5°$干扰）的混合实验设计。干扰效应的大小是，有干扰条件和无干扰条件下反应时的差值。通过比较被试在不同视角条件下干扰效应的大小，从"双刃剑"中干扰作用的角度，描述听障人群的视觉功能补偿现象随视角距离的变化趋势。

实验6：听障人群词汇识别中的副中央凹促进和干扰效应——眼动证据

采用副中央凹启动范式，设置无关字启动、重复字启动和无启动条件。实验设计是3被试类型（听障组、年龄匹配组、阅读能力匹配组）×5启动条件（无启动、1.5°无关字启动、1.5°重复字启动、4.5°无关字启动、4.5°重复字启动）的混合实验设计。启动效应的大小是在相同的视角距离条件下，重复字启动和无关字启动条件之间的反应时差值。干扰效应的大小是无关字启动和无启动条件下反应时的差值。借助眼动追踪技术，监控被试的注视位置，确保其始终注视屏幕中央的目标字，使启动字始终处于副中央凹视野。通过比较被试在不同视角条件下启动效应和干扰效应的大小，探究听障读者词汇识别过程中的"双刃剑"式补偿结果能够在多大的范围内出现。

三、研究三：听障人群句子阅读任务中的视觉功能补偿现象

副中央凹—中央凹效应（Parafoveal-on-Foveal，POF）指在句子阅读过程中，中央凹目标词的注视时间会受到副中央凹视野内单词特性的影响。通过测量听障读者句子阅读过程中的POF效应，考察听障人群副中央凹视觉功能补偿现象能否促进其中央凹目标词的识别。

实验7：听障人群句子阅读中的POF重复效应——眼动证据

采用边界范式，设置等同字预视、重复字预视和无关字预视条件，操纵副中央凹词 $N+1$ 和中央凹词 N 之间的关系。通过比较被试在不同预视条件下目标词 N 的眼动结果，计算得到三组被试的POF效应。读者POF效应的大小和发展趋势，能够反映自然句子阅读过程中，听障人群的副中央凹视觉功能补偿现象对其中央凹加工过程的影响。

第三节 听障人群视觉功能补偿现象的研究意义

一、理论意义

第一，为了系统地描述听障读者阅读加工时的视觉功能补偿现象，本书分别考察听障人群视觉功能补偿现象对读者视觉注意广度、词汇识别和句子阅读的影响，详细阐述听障人群视觉功能补偿现象的表现形式、发生范围及其影响因素，有助于继续完善听障人群的视觉功能补偿理论。

第二，在句子阅读过程中，探讨听障人群的副中央凹视觉功能补偿现象能否促进其中央凹的词汇识别过程。了解听障读者句子阅读时的眼动特征，从视觉注意资源分配的角度解释听障读者的副中央凹—中央凹效应，对进一步丰富汉语阅读的眼动控制模型有重要的理论意义。

二、实践意义

第一，根据听障人群的视觉加工特点，帮助特殊教育学校设计更适合聋生的教学方式。由于听觉信息的缺失，对听障读者来说，通过视觉途径获取信息十分重要，但是如何高效地利用视觉通道来获取知识，却是如今听障人群教育面临的一大困境。在教学过程中，教师可以将课堂教学和听障人群的副中央凹/边缘视野优势结合，根据听障人群的特殊情况提供个性化的教学措施。例如，对于需要重点介绍的内容，可以合理地利用动态刺激，吸引听障读者的注意；同时，控制视觉刺激的呈现数量，避免产生过多的干扰。

第二，有助于为听障人群的视觉注意训练提供意见和指导，提高其获取视觉信息的效率。听障人群对副中央凹和边缘视野内的刺激觉察存在一定的优势。特殊教育学校或团体可以利用听障人群的这种优势，设置合理的干预训练计划，帮助听障人群以任务要求为导向，灵活分配自己的视觉资源，有效地提高和改善听障人群的视觉信息加工能力。

第三章 听障人群视觉功能补偿现象实验研究

第一节 听障人群视觉注意广度任务中的视觉功能补偿现象

听障人群的视觉功能补偿现象，可能与其视觉注意资源的分布有关（项明强，胡耿丹，2010；Dye，Hauser et al.，2009）。Buckley 等（2010）认为，听障人群之所以能够觉察到离注视点更远的刺激，是由于他们的视觉注意资源分配更广。也有研究者认为，即听障人群的视觉注意资源在空间上进行了再分配，在中央凹以外的视野分配了更多的视觉注意资源（项明强，胡耿丹，2010；Dye，Hauser et al.，2009）。听障人群副中央凹/边缘视野内视觉注意资源的分配优势，也会反映在高水平的阅读任务。研究者一致认为，听障读者的阅读知觉广度大于健听读者（陶佳雨，2020；Bélanger et al.，2018；Bélanger，Slattery et al.，2012），以及听障读者词汇识别任务中的"双刃剑"式补偿结果（刘璐，2017；陶佳雨，2020；Tao et al.，2019），都能够说明听障读者将更多的视觉注意资源分配到副中央凹视野，使其获得副中央凹视野内更远处的信息。

依据上述观点，听障人群在视知觉任务和阅读任务中的补偿，会表现出视觉注意资源的再分配，即听障人群将更多的视觉注意资源分配至副中央凹视野，并/或将其分配到视野内更远的位置（Bélanger et al.，2018；Bélanger，Slattery et al.，2012；Buckley et al.，2010）。但是，很少有研究直接考察听障人群视觉注意资源的分布情况。这可以通过测量个体的 VAS 技能来实现。VAS 技能是指在一次注视时，个体能够同时加工多个视觉刺激的能力（Bosse et al.，2007）。Frey 和 Bosse（2018）认为，由于视觉注意资源的限制，个体能够并行加工的刺激数量有限。因此，VAS 技能可以用来描述个体视觉注意资源的分布情况。

以往关于 VAS 的研究，主要集中于发展性阅读障碍读者（developmental dyslexia）。Bosse 等（2007）认为，VAS 缺陷是导致阅读障碍发生的主要原因（赵婧，2019；N. T. Chen et al.，2019；Germano et al.，2014；Zhao et al.，2018b，2019）。其他以正常读者为被试的研究发现，VAS 存在发展性变化趋势。随着读者年龄和阅读水平的增加，其 VAS 技能将不断提高（Bosse & Valdois，2009；Huang et al.，2019；van den Boer & de Jong，2018）。被试的动作视频类游戏（action video game，AVG）经验也会影响 VAS 技能的高低❶。AVG 可以锻炼玩家的视觉注意能力，使其能够同时加工更多的视觉信息。因此，与 AVG 经验较少的读者相比，AVG 习惯性玩家的 VAS 技能更高（Antzaka et al.，2017）。

除被试因素以外，VAS 还会受到实验材料的影响。材料的熟悉性（Valdois et al.，2012）、视觉复杂性（Awadh et al.，2016）和相似程度（Yeari et al.，2017）都会影响读者 VAS 技能的高低。若实验材料的熟悉性较高、视觉复杂性较低或材料之间的相似程度较低，则测得的 VAS 技能较高。现有的 VAS 研究材料可以分成两类，分别是言语和非言语刺激。言语刺激包括字母、数字、汉字部件和汉字整字，非言语刺激是指图形材料。以上两类材料都可以用来考察被试对多个视觉刺

---

❶ 任筱宇等（2021）的综述文章中，对 AVG 进行了详细的介绍，摘录如下。所谓的动作视频游戏，是指一种需要大量使用视觉和注意资源的速度游戏，具备以下几个特征：①速度快；②对知觉、认知、运动加工有很高的要求；③在时间和空间上有不可预测性；④出现在屏幕周围的事物对完成任务有重要意义。

激进行同时加工的能力（Chan & Yeung, 2020; Cheng et al., 2021）。

言语刺激的选择与被试的母语类型有关。在拼音文字读者群体，早期 VAS 研究采用经典的口头报告任务，以字母为实验材料（Valdois et al., 2003）。短暂地呈现由多个字母水平排列构成的刺激序列后，要求被试尽可能多地对字母进行全部报告（global/whole report），或只对其中某一指定位置的字母进行部分报告（partial report）。随后，Hawelka 和 Wimmer（2005）提出，与正常发展水平的读者相比，阅读障碍儿童接触字母序列的机会更少，遂引入了熟悉度更高的阿拉伯数字，避免因材料的熟悉性干扰实验结果。对汉语读者而言，Chen 等（2019）将汉字部件看作与字母对应的亚词汇单元。但是他们发现，在汉字习得的早期阶段，针对汉字部件知识的教学不够明确，使得读者对汉字部件的命名比较困难（N. T. Chen et al., 2019）。与汉字部件相比，汉字整字提供了更完整的视觉结构信息，能够考察读者同时加工多个汉字笔画信息的能力，即汉字整字更适合用来测量汉语读者的 VAS（米晓丽, 2016; N. T. Chen et al., 2019）。

但是，对言语刺激进行口头报告的过程，会受到被试视觉—语音编码能力的影响（Hawelka & Wimmer, 2008; Ziegler et al., 2010）。因此，有研究者建议采用非言语的图形材料和视觉 1-back 任务来测量被试的 VAS（Banfi et al., 2018; Zhao et al., 2017）。首先，向被试呈现由 5 个图形组成的刺激序列 200ms。其中，5 个图形水平排列，从左至右依次是位置 1（Position1, P1）、位置 2（P2）、位置 3（P3）、位置 4（P4）和位置 5（P5），位置 3（P3）位于刺激序列和屏幕的中央。随后，呈现 1 个目标图形，要求被试判断该目标图形是否出现在之前的刺激序列中，并按键进行反应。视觉 1-back 任务不需要发声回答，尤其适用于听障被试。

为了验证听障人群视觉功能补偿现象是否表现为视觉注意资源的再分配，研究一将采用视觉 1-back 任务，测量听障读者的 VAS 及其影响因素。同时，借助眼动技术实时监控被试的注视点，保证其始终注视 P3 的刺激（Banfi et al.，2018）。因此，P3 始终处于中央凹视野，其他四个刺激始终处于副中央凹视野。而且，该任务能同时考察被试对中央凹和副中央凹视野内刺激的加工情况，直接描述听障人群视觉注意资源在视野不同区域的分布，有利于深入探索中央凹和副中央凹的关系。若听障人群在副中央凹视野分配的视觉注意资源更多，则在 P3 以外的其他四个位置，目标和非目标刺激的分辨能力会更高。

另一个与听障人群视觉功能补偿现象密切相关的问题是，刺激的类型是否会影响听障人群的视觉功能补偿现象或其视觉注意资源的分配。前人在视知觉刺激和言语刺激的任务中，均发现了听障人群的视觉功能补偿现象（Bélanger, Slattery et al.，2012；Stevens & Neville，2006）。这说明，听障人群的视觉注意资源再分配可能与刺激的类型无关。在 VAS 研究中，可以通过设置不同的实验材料，来验证这个假设。研究一选用非言语的图形刺激、言语刺激——数字和汉字，来考察听障人群视觉功能补偿现象是否与刺激的类型有关。根据前人开展听障人群阅读研究时的被试匹配方法（刘璐，闫国利，2018；闫国利，陶佳雨等，2019；闫国利等，2021；Z. F. Liu et al.，2021），设置两个健听控制组：生理年龄匹配组和阅读能力匹配组，以控制阅读能力和发展差异对 VAS 的影响（Bosse & Valdois，2009；Huang et al.，2019）。此外，参照以往的实验设计（Holmes & Dawson，2014；Huang et al.，2021；Li et al.，2021；Zhao et al.，2018a，2018b），采用视觉匹配任务作为控制实验，要求被试判断前后两个刺激是否一致，以保证三组被试对材料的识别能力没有差异。

综上所述，为了探究听障人群视觉功能补偿现象是否表现为视觉注意资源的再分配，以及是否与刺激的类型有关，研究一以听障组、年龄匹配组和阅读能力匹配组健听者为被试，以图形、数字和汉字为实验材料，采用匹配任务和视觉 1-back 任务测量听障读者的 VAS 及其影响因素。实验的因变量是被试对目标和非目标刺激的分辨力 d' 值（Antzaka，Acha et al.，2018；Antzaka，Martin et al.，2018；Banfi et al.，2018；Chan & Yeung，2020）。如果听障人群的视觉功能补偿现象表现出视觉注意资源的再分配，即听障人群在副中央凹视野分配了更多的视觉注意资源，并/或将其分配到视野内更远的位置，则：①与阅读能力匹配组相比，在 P3 以外的其他四个位置，听障组对目标和非目标刺激的分辨能力会更强，即 d' 值更大。②与年龄匹配组相比，在 P3 以外的其他四个位置，听障组较多的视觉注意资源能够在一定程度上弥补其阅读水平的不足（闫国利等，2021；Z. F. Liu et al.，2021），使得听障组和年龄匹配组的 d' 值无差异；而在中央凹视野 P3，预期听障组的 d' 值小于年龄匹配组。反之，如果听障人群的视觉功能补偿现象没有表现出视觉注意资源的再分配，则听障组和阅读能力匹配组的结果无差异，且都小于年龄匹配组。

另外，为了考察听障人群视觉功能补偿现象是否与刺激的类型有关，研究一操纵了 VAS 的实验材料。实验 1 采用图形材料，实验 2 采用数字材料，实验 3 采用汉字材料。其中，汉字由不同的笔画构成，每个汉字的笔画数和部件的排列结构也不相同，这使不同汉字之间的视觉复杂性变化很大（N. Liu et al.，2016）。而材料的视觉复杂性较高，会限制 VAS 的结果（Awadh et al.，2016）。因此，在实验 3 汉字 VAS 实验，选取不同笔画数的汉字，操纵汉字的视觉复杂性（Z. Chen et al.，2014）。前人在视知觉任务和阅读任务中都发现了听障人群的视觉功能补偿现象，所以听障人群视觉功能补偿现象可能与刺激的类型无关，预期在实验 1 图形、实验 2 数字和实验 3 的低复杂性汉字 VAS 中，都会发现听障人群视觉注意资源的再分配。

一、实验1：听障人群图形视觉注意广度的眼动研究

（一）实验目的

采用非言语的图形刺激，测量听障组、年龄匹配组和阅读能力匹配组健听读者的 VAS 技能，探究听障人群的视觉功能补偿现象是否表现为视觉注意资源的再分配，即与健听控制组读者相比，听障组是否向副中央凹视野分配了更多的视觉注意资源，并/或将其分配到视野内更远的位置。

（二）实验假设

如果听障人群的视觉功能补偿现象表现出视觉注意资源的再分配，即听障人群在副中央凹视野分配了更多的视觉注意资源，并/或将其分配到视野内更远的位置，则：①与阅读能力匹配组相比，在 P3 以外的其他四个位置，听障组对目标和非目标刺激的分辨能力会更高，即 d' 值更大；②与年龄匹配组相比，在 P3 以外的其他四个位置，听障组较多的视觉注意资源能够在一定程度上弥补其阅读水平的不足（闫国利等，2021；Z. F. Liu et al.，2021），使得听障组和年龄匹配组的 d' 值无差异；而在中央凹视野 P3，预期听障组的 d' 值低于年龄匹配组。反之，如果听障人群的视觉功能补偿现象没有表现出视觉注意资源的再分配，则听障组和阅读能力匹配组的结果无差异，且都小于年龄匹配组。

（三）实验方法

1. 被试

实验共包括三组被试，分别是听障人群、年龄匹配的健听者和阅读能力匹配的健听者。

听障人群选自天津市某聋人学校的初中和高中部❶，筛选标准如下：①极重度听力受损，优势耳的听力损失程度大于80dB。②先天失聪，或3岁学语期之前失聪。③未植入人工耳蜗。④无精神类疾病。⑤智力水平正常，瑞文测验的百分等级大于25。⑥父母均无听力障碍。⑦视力或矫正视力正常。

年龄匹配组选自天津市某中学的初中和高中部，筛选标准如下：①智力水平正常，瑞文测验的百分等级大于25。②AVG经验较少（任筱宇等，2021；Antzaka et al.，2017；Buckley et al.，2010）。③与听障组的生理年龄和智力水平匹配。

阅读能力匹配组选自天津市某小学的四年级学生，筛选标准如下：①智力水平正常，瑞文测验的百分等级大于25。②在阅读理解能力（reading comprehension）、阅读流畅性（reading fluency）、正字法意识（orthographic awareness）和智力水平这四个指标上，与听障组匹配。

具体测验如下：

（1）智力测验：采用张厚粲和王晓平（1989）修订的瑞文标准推理能力测验，测量被试的一般智力。每个题目中有一个目标图形，目标图形的右下角缺少一部分，要求被试在6~8个选项中，选出合适的图形，使目标图形变得完整。测验由ABCDE五个单元构成，每个单元包含12道题，共60题，原始总分60分。根据对应的常模，将原始分转换为百分等级进行计算。

（2）阅读理解能力测验：阅读理解能力测验选自PIRLS测验，考察被试对文本信息进行直接提取、推论、综合解释和评价的能力（李利平等，2016）。该任务要求学生阅读一篇短文，并根据文章的内容，

---

❶ 本书选取的初中和高中聋生的平均年龄都大于13岁。从图1-2可以看出，从13岁开始，聋人和健听者在视觉任务中的结果是平行的（Alencar et al.，2019）。这说明，现有发展研究不足以证明初中和高中聋生的视觉功能补偿效应大小存在差异。加之客观现实条件的制约，符合筛选条件的聋生人数较少。所以，参照前人的研究（刘璐，闫国利，2018；闫国利等，2021），将初中和高中听障生合并分析。

完成 7 个客观选择题和 4 个主观题，满分 15 分。主观题由两名心理学专业的研究生进行评定。

（3）阅读流畅性测验：阅读流畅性测验采用 3 分钟阅读任务（程亚华，伍新春，2018；董琼等，2012；Lei et al.，2011；Pan et al.，2011）。该任务共包括 100 个句子，要求被试在 3 分钟内快速默读，并尽可能多地判断句子的对错。随着题号的增加，句子的字数不断增加。采用有惩罚的计分方法，用回答正确的题目的总字数减去回答错误的题目总字数，再除以 3，便可得到被试的平均阅读速度（字/分）。

（4）正字法意识测验：该测验共包括 90 个项目，都是被试从未见过的字，要求被试判断这些字是不是真字（董琼等，2012）。其中，有45 个满足正字法规则的假字，正确答案是"√"，仅作为填充材料，以平衡对错反应。其余 45 个字都不符合正字法规则，错误类型包括位置错误（position error）、笔画乱写（disordered stroke）和部件错误（radical error），正确答案是"×"。填充材料不计分，其余每个字答对计 1 分，满分 45 分。

采用 G * Power 3.1 软件计算需要的样本量大小（Faul et al.，2009），设置中等效应量 $f = 0.25$（Cohen，1988），$\alpha = 0.05$，$Power = 0.80$，计算得到样本量为 27 人❶。经过筛选和匹配，实验 1 最终包括69 名被试，每组 23 人，三组被试的测验成绩见表 3-1。听障组和年龄匹配组的生理年龄 $\{t(22) = 0.01$，$p = 0.990$，$95\% CI = [-0.84$，$0.85]\}$ 和智力 $\{t(22) = 0.19$，$p = 0.854$，$95\% CI = [-5.15$，$6.17]\}$ 无显著差异。年龄匹配组被试平均每天玩游戏的时间是 0.31小时（$SD = 0.41$）。听障组和阅读能力匹配组的智力 $\{t(22) =$

---

❶ 本书的实验均采用三组被试，分别是聋人、阅读能力匹配组和年龄匹配组。两个健听控制组与聋人被试是一一匹配的，所以阅读能力匹配组和年龄匹配组的被试数量取决于聋人被试的多少。由于符合人口学筛选标准的聋人被试较少，彼此之间的个体差异较大。而且，在实验过程和后续的数据分析过程中，也会因为一些原因导致被试流失，比如升学、实验准确率较低、无法追踪眼动轨迹，等等，因此我们尽可能多地采集了聋人被试的数据，以保证最后的实验结果有效且稳定。

-0.75，$p = 0.462$，$95\%\ CI = [-7.11, 3.34]$｝、阅读理解能力｛$t(22) = -0.06$，$p = 0.955$，$95\%\ CI = [-1.63, 1.55]$｝、阅读流畅性｛$t(22) = 0.28$，$p = 0.779$，$95\%\ CI = [-17.20, 22.65]$｝和正字法意识｛$t(22) = 0.43$，$p = 0.672$，$95\%\ CI = [-3.01, 4.57]$｝均没有显著差异（见表3-1）。

表3-1 实验1被试的基本信息 [M (SD)]

—	听障组	阅读能力匹配组	年龄匹配组
人数	23	23	23
年龄	16.75 (2.54)	10.06 (0.29)	16.74 (0.86)
智力	53.90 (24.41)	55.78 (17.66)	53.39 (20.37)
阅读理解能力（分）	9.61 (2.62)	9.65 (3.10)	—
阅读流畅性（字/分）	281.90 (146.88)	279.17 (133.20)	—
正字法意识（分）	40.43 (6.33)	39.65 (4.91)	—

2. 实验设计

控制实验是3组被试类型（听障组、年龄匹配组、阅读能力匹配组）×2目标一致性（是、否）的混合实验设计。其中，被试类型是被试间变量。为了按键反应需要，设置目标一致性变量。

正式实验是3组被试类型（听障组、年龄匹配组、阅读能力匹配组）×6刺激位置（P1-P5、NO）的混合实验设计。刺激位置指由5个图形水平排列组成的刺激序列中，从左至右分别是P1、P2、P3、P4和P5。NO条件指目标图形没有出现在刺激序列中。

3. 实验材料

图形材料选自SPSS Marker Set字体（Banfi et al.，2018），共15个。每个图形的宽度和高度大致相同，见图3-1。从天津市某高校随机选取33名不参与实验的在校大学生，对图形的视觉复杂性进行5点评定（1=非常简单，5=非常复杂），避免图形过于复杂（$M = 1.62$，$SD = 0.36$）。

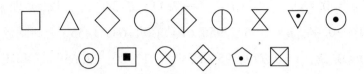

图 3-1　实验 1 的图形材料

4. 实验设备和程序

（1）图形匹配任务。图形匹配任务作为控制实验，可以考察被试对单个图形的识别能力，具体实验流程如图 3-2 所示（右侧）。实验程序由 E-prime 2.0 软件编制，显示器的屏幕分辨率为 1024×768，被试眼睛距离屏幕 45.5cm。实验过程中，被试需要将头固定在下颚托上，以保持稳定。实验材料为筛选好的 15 个图形，以 26 磅字号呈现。每个图形所占视角为 1.1°×1.1°。

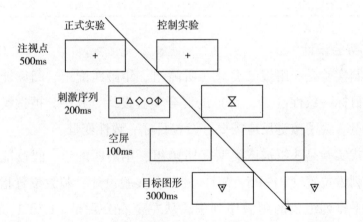

图 3-2　实验 1 单个试次的流程图

（左侧是视觉 1-back 任务，右侧是图形匹配任务）

实验开始时，在屏幕中央呈现注视点 500ms，随后在同一位置出现黑色目标图形 200ms，之后 100ms 空屏，再呈现红色加粗的目标图形 3000ms，并等待被试按键反应。被试的任务是，判断启动图形和目标图形的形状是否相同。若启动图形与目标图形的形状相同，则按 F 键；若启动图形与目标图形的形状不相同，则按 J 键。

控制实验共包括 12 个练习试次和 60 个实验试次，"是"反应和"否"反应的试次数相等，每个图形出现的次数相等，且呈现顺序随机。因变量是被试判断的 d' 值。

（2）图形 1-back 任务。正式实验采用 SR Research 公司生产的 Eyelink 1000plus 桌面式眼动仪，监控被试的眼动轨迹。实验程序由 Experiment Builder 编制，显示器的屏幕分辨率为 1024×768，刷新率为 120Hz，采样率为 1000Hz。实验开始前，向被试讲解指导语，同时提供纸质版的实验材料，使其尽可能地熟悉材料。随后，进行水平 3 点校准，校准偏差的平均值小于 0.3°视角。实验过程中，被试需要将头固定在下颚托上，眼睛距离屏幕中央 70cm。每个图形以 26 磅字号呈现，所占视角为 1.1°×1.1°。每个刺激序列由 5 个图形水平排列组成，视角大小为 7.9°×1.1°，两个相邻图形的中心相距 1.7°。其中，第三个图形（P3）位于中央凹，其他四个图形位于副中央凹。

采用视觉 1-back 范式，具体实验流程如图 3-2 所示（左侧）。每个试次开始时，首先对被试的眼动进行漂移校准（drift correction），校准点位于屏幕中央。随后，在同一位置呈现注视点 500ms。接下来，呈现图形序列 200ms。在此期间，要求被试始终注视序列中间的图形。最后，在屏幕中央呈现一个目标图形 3000ms，并等待被试按键反应。为了更好地区分图形序列和目标图形，降低两种刺激之间的视觉相似性，目标图形以红色加粗字体呈现。被试的任务是，判断该目标图形是否出现在刚才的图形序列中。只要目标图形出现在图形序列中，不论在第几个位置，都按 F 键。若目标图形没有出现在图形序列中，则按 J 键。

正式实验包括 12 个练习试次和 150 个实验试次，"是"反应和"否"反应的试次数相等，每个图形在每个位置作为目标刺激出现 1 次，呈现顺序随机。因变量是被试判断的 d' 值。

5. 数据处理方法

因变量 d' 值的计算方法：①计算每个被试在"是"反应试次的准确率，以及"否"反应试次的错误率。[1] ②将其分别转换为标准分数 $Z_{击中}$ 和 $Z_{虚报}$。③用 $Z_{击中}$ 减去 $Z_{虚报}$，得到 d' 值。采用 R 软件（4.1.1 版本：R Core Team，2021）的 bruceR 软件包（0.7.2 版本：Bao，2021），对数据进行统计分析。

图形匹配任务的 d' 值，采用单因素三水平方差分析，事后检验结果采用 Bonferroni 对 p 值进行校正。图形 1-back 任务的数据处理方法是 3 被试类型（听障组、年龄匹配组、阅读能力匹配组）×5 刺激位置（P1-P5）的重复测量方差分析，结果采用 Bonferroni 和 Greenhouse-Geisser 对 p 值进行校正。

依据前人文献，听障人群的视觉功能补偿现象与刺激的呈现位置有关（刘璐，闫国利，2018；Stevens & Neville，2006）。而且，视觉注意广度是指，在一次注视时个体能够同时加工多个视觉刺激的能力（Bosse et al.，2007）。基于上述两点原因，在数据分析之前，需要对图形 1-back 任务的结果进行筛选剔除。使用 Data Viewer 软件，在图形 1-back 任务的图形序列上，划置兴趣区（interest area，IA）。兴趣区位于屏幕正中央，宽 63px，约占 2°视角。若被试在兴趣区内的注视时间为 200ms，则说明在图形序列呈现的同时，被试始终注视序列中央 P3 的图形（中央凹），没有直接注视其他位置上的图形（副中央凹），符合实验的要求。因此，剔除兴趣区内注视未满 200ms 的试次 6.33%，排除眼跳、眨眼和眼动追踪缺失等因素的影响，以保证实验数据准确有效。

（四）结果

1. 图形匹配任务结果

方差分析的结果显示，被试类型的主效应不显著 F（2，66）=

---

[1] 准确率等于 1 无法转换为 Z 分数，因此用 0.9999 替换准确率等于 1 的结果（Li et al.，2021）。同理，用 0.0001 替换准确率等于 0 的结果。

0.08，$p = 0.925$，$\eta^2 < 0.01$。听障组（$M = 4.68$，$SD = 1.75$）、年龄匹配组（$M = 4.76$，$SD = 1.25$）和阅读能力匹配组（$M = 4.59$，$SD = 1.39$）在图形匹配任务中的 d' 值无显著差异。

2. 图形 1-back 任务结果

图形 1-back 任务中，听障组、年龄匹配组和阅读能力匹配组被试的 d' 值结果见表 3-2 和图 3-3。

表 3-2　实验 1 图形 1-back 任务的 d' 值结果 [M (SD)]

被试类型	P1	P2	P3	P4	P5
听障组	0.95（0.61）	0.50（0.40）	3.81（1.40）	1.02（0.82）	0.84（0.46）
年龄匹配组	1.06（0.56）	0.69（0.33）	3.41（1.39）	1.00（0.45）	0.80（0.47）
阅读能力匹配组	0.79（0.43）	0.75（0.48）	3.33（1.37）	1.08（0.57）	1.06（0.50）

对图形 1-back 任务的 d' 值进行重复测量方差分析，结果显示，被试类型的主效应不显著 $F_{(2, 66)} = 0.04$，$p = 0.965$。刺激位置的主效应显著 $F_{(4, 264)} = 180.90$，$p < 0.001$，偏 $\eta^2 = 0.73$。事后检验分析发现，P2 的 d' 值显著低于其他四个位置 {P2-P1：$t_{(66)} = -4.27$，$p = 0.001$，$95\% CI = [-0.49，-0.09]$，Cohen's $d = 0.26$；P2-P3：$t_{(66)} = -15.57$，$p < 0.001$，$95\% CI = [-3.41，-2.34]$，Cohen's $d = 2.55$；P2-P4：$t_{(66)} = -4.72$，$p < 0.001$，$95\% CI = [-0.63，-0.15]$，Cohen's $d = 0.35$；P2-P5：$t_{(66)} = -4.01$，$p = 0.002$，$95\% CI = [-0.44，-0.07]$，Cohen's $d = 0.23$}。P3 的 d' 值显著高于其他四个位置 {P3-P1：$t_{(66)} = 14.45$，$p < 0.001$，$95\% CI = [2.06，3.10]$，Cohen's $d = 2.29$；P3-P4：$t_{(66)} = 14.13$，$p < 0.001$，$95\% CI = [1.97，2.99]$，Cohen's $d = 2.20$；P3-P5：$t_{(66)} = 15.74$，$p < 0.001$，$95\% CI = [2.14，3.10]$，Cohen's $d = 2.32$}。而 P1、P4 和 P5 之间的 d' 值无显著差异 {P1-P4：$t_{(66)} = -1.19$，$p = 1.000$，$95\% CI = [-0.35，0.15]$；P1-P5：$t_{(66)} = 0.55$，$p = 1.000$，$95\% CI = [-0.15，0.22]$；

P4-P5：t（66）= 1.90，p= 0.620，95%CI=［-0.07，0.34］｝。被试类型和刺激位置的交互作用不显著 F（8，264）= 1.29，p= 0.281。

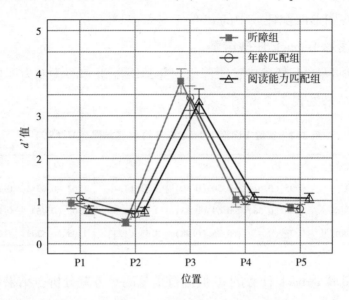

图 3-3 实验 1 图形 1-back 任务 d' 值结果图

（五）讨论

实验 1 采用图形匹配任务和图形 1-back 任务，考察听障人群的视觉功能补偿现象是否表现出视觉注意资源的再分配，即与健听者相比，听障人群能否向中央凹以外的视野分配更多的视觉注意资源，并/或将其分配到视野内更远的位置。在图形匹配任务中，三组被试对图形刺激的识别能力没有差异。在图形 1-back 任务中也得到了同样的结果，三组被试对目标图形的分辨能力没有差异，而且不受目标图形呈现位置的影响。P3 的分辨能力最高，P2 的分辨能力最低，其他三个位置 P1、P4 和 P5 的分辨能力没有差异。三组被试的 d' 值曲线高度重合，与预期不符。这说明在非言语的图形 VAS 研究中，没有发现听障人群的视觉功能补偿现象。

对不同位置的 d' 值结果进行分析发现，P3 的分辨能力最强，存在注视位置优势（Zhao et al.，2019），保证了实验操作的有效性。若目标图形呈现在 P3，相当于要求被试对前后呈现在同一位置的两个相同刺激进行判断，此时既有刺激的重复，也有位置的重复，而其他位置只有刺激的重复，因此 P3 的表现最好。P2 的分辨能力低于 P1 和 P3，出现了拥挤效应（crowding effect：范真知等，2014），使得五个位置的整体结果分布近似 W 型。

对不同被试的 d' 值进行分析发现，三组被试的图形 VAS 技能没有明显差异。不论目标图形出现在哪个位置，三组被试的分辨能力都没有显著差异，因此实验 1 没有发现听障人群的视觉功能补偿现象。需要指出的是，年龄匹配组被试的阅读能力高于听障组和阅读能力匹配组，却没有发现年龄匹配组被试在图形 VAS 上的任何优势，说明实验 1 的三组被试都出现了地板效应。可能的原因如下。①图形材料的视觉相似性较高。实验 1 对图形材料的视觉复杂性进行了评定，避免纳入特别复杂的图形，但是没有控制图形材料之间的视觉相似性。以圆形结构的图形为例，实验 1 包括 5 个圆形刺激，刺激的外部轮廓相同，只有内部的细微差别，不同圆形刺激之间的区分度较低。这使得目标和非目标图形的分辨难度增加，导致测得的 VAS 技能较低（Hawelka & Wimmer，2008；Yeari et al.，2017）。②图形材料的熟悉性较低（Valdois et al.，2012）。与数字、字母和汉字等熟悉的言语刺激相比，由图形测得的 VAS 技能较低（Banfi et al.，2018；Cheng et al.，2021；Collis et al.，2013；Hawelka & Wimmer，2008；Lobier et al.，2012，2014；Tydgat & Grainger，2009；Valdois et al.，2012；Ziegler et al.，2010）。因此，使用图形似乎不能很好地揭示三组被试之间的差异。

总之，在实验 1 图形 VAS 研究中，发现被试同时加工多个图形的能力与图形的呈现位置有关，但是没有发现听障人群的视觉功能补偿现象，也就无法确定听障人群是否表现出视觉注意资源的再分配。为了继续探究这个问题，实验 2 将采用高度熟悉的言语刺激——数字，来测量听障读者的数字 VAS。

二、实验2：听障人群数字视觉注意广度的眼动研究

（一）实验目的

采用高度熟悉的数字刺激，测量听障组、年龄匹配组和阅读能力匹配组健听读者的 VAS 技能，考察听障人群的视觉功能补偿现象是否表现为视觉注意资源的再分配，即与健听控制组读者相比，听障读者是否向副中央凹视野分配了更多的视觉注意资源，并/或将其分配到视野内更远的位置。同时，比较实验1图形 VAS 和实验2数字 VAS 的结果，探究刺激的类型是否会影响听障人群的视觉功能补偿现象，或其视觉注意资源的分布情况。

（二）实验假设

与实验1相同。

（三）实验方法

1. 被试

被试的筛选方法与实验1相同。实验2包括72名被试，每组24人，三组被试的测验成绩见表3-3。听障组和年龄匹配组的生理年龄 $\{t(23)=0.42, p=0.681, 95\%CI=[-0.61, 0.91]\}$ 和智力 $\{t(23)=0.54, p=0.595, 95\%CI=[-4.09, 6.98]\}$ 无显著差异。年龄匹配组被试平均每天玩游戏的时间是 0.36 小时（$SD=0.52$）。听障组和阅读能力匹配组的智力 $\{t(23)=-0.15, p=0.882, 95\%CI=[-6.43, 5.56]\}$、阅读理解能力 $\{t(23)=0.00, p=1.000, 95\%CI=[-1.57, 1.57]\}$、阅读流畅性 $\{t(23)=0.54, p=0.595, 95\%CI=[-15.97, 27.25]\}$ 和正字法意识 $\{t(23)=0.35, p=0.728, 95\%CI=[-3.05, 4.30]\}$ 均没有显著差异。

表 3-3　实验 2 被试的基本信息 $[M (SD)]$

—	听障组	阅读能力匹配组	年龄匹配组
人数	24	24	24
年龄	16.80 (2.50)	10.08 (0.32)	16.65 (1.00)
智力	53.32 (24.04)	53.75 (14.89)	51.88 (20.52)
阅读理解能力（分）	9.67 (2.58)	9.67 (2.82)	—
阅读流畅性（字/分）	280.35 (143.85)	274.71 (116.01)	—
正字法意识（分）	40.50 (6.20)	39.88 (4.90)	—

2. 实验设计

控制实验和正式实验的实验设计，都与实验 1 相同。

3. 实验材料

实验材料是阿拉伯数字 0~9，共 10 个数字。

4. 实验设备和程序

（1）数字匹配任务

数字刺激以 26 号 Courier New 字体呈现，保证每个数字的宽度相等。

数字匹配任务包括 10 个练习试次和 40 个实验试次，"是" 反应和 "否" 反应的试次数相等。其余与实验 1 的图形匹配任务相同。

（2）数字 1-back 任务

数字 1-back 任务中，数字刺激以 26 号 Courier New 字体呈现。该任务包括 10 个练习试次和 200 个实验试次。实验试次的 "是" 反应和 "否" 反应各半，每个数字在每个位置作为目标刺激呈现 2 次。其余与实验 1 的图形 1-back 任务相同。

5. 数据处理方法

数字 1-back 任务的结果分析，剔除兴趣区内注视未满 200ms 的试次 6.81%。其余与实验 1 的数据处理方法相同。

（四）结果

1. 数字匹配任务结果

方差分析的结果显示，被试类型的主效应不显著 F（2，69）＝ 1.59，p＝0.211。听障组（M＝6.23，SD＝1.15）、年龄匹配组（M＝ 5.85，SD＝1.44）和阅读能力匹配组（M＝5.49，SD＝1.70）在数字匹配任务中的 d' 值无显著差异。

2. 数字 1-back 任务结果

数字 1-back 任务中，听障组、年龄匹配组和阅读能力匹配组被试的 d' 值结果见表 3-4 和图 3-4。

表 3-4　实验 2 数字 1-back 任务的 d' 值结果 ［M（SD）］

被试类型	P1	P2	P3	P4	P5
听障组	2.28（1.37）	1.47（0.66）	4.38（1.17）	1.69（0.58）	1.97（1.03）
年龄匹配组	3.37（1.48）	2.18（0.88）	4.51（1.07）	1.96（0.75）	2.66（1.55）
阅读能力匹配组	2.28（1.51）	1.24（0.57）	3.00（1.39）	1.63（0.80）	2.22（1.19）

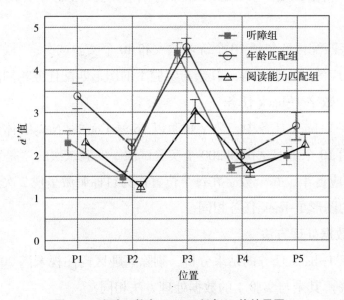

图 3-4　实验 2 数字 1-back 任务 d' 值结果图

对数字 1-back 任务的 d' 值进行重复测量方差分析，结果显示，被试类型的主效应显著 $F(2, 69) = 8.19$，$p = 0.001$，偏 $\eta^2 = 0.19$。年龄匹配组的 d' 值显著大于听障组和阅读能力匹配组 {年龄匹配组—听障组：$t(69) = 2.67$，$p = 0.028$，$95\% CI = [0.05, 1.11]$，Cohen's $d = 0.34$；年龄匹配组—阅读能力匹配组：$t(69) = 3.97$，$p < 0.001$，$95\% CI = [0.33, 1.39]$，Cohen's $d = 0.51$}，听障组和阅读能力匹配组的 d' 值无显著差异 $t(69) = 1.30$，$p = 0.594$，$95\% CI = [-0.25, 0.82]$。

刺激位置的主效应显著 $F(4, 276) = 74.13$，$p < 0.001$，偏 $\eta^2 = 0.52$。事后检验分析发现，P3 的 d' 值显著大于其他四个位置 {P3-P1：$t(69) = 6.43$，$p < 0.001$，$95\% CI = [0.72, 1.91]$，Cohen's $d = 1.21$；P3-P2：$t(69) = 17.88$，$p < 0.001$，$95\% CI = [1.96, 2.72]$，Cohen's $d = 2.14$；P3-P4：$t(69) = 14.73$，$p < 0.001$，$95\% CI = [1.77, 2.64]$，Cohen's $d = 2.02$；P3-P5：$t(69) = 10.95$，$p < 0.001$，$95\% CI = [1.24, 2.13]$，Cohen's $d = 1.54$}。P1 和 P5 的 d' 值显著大于 P2 和 P4 {P1-P2：$t(69) = 6.69$，$p < 0.001$，$95\% CI = [0.58, 1.46]$，Cohen's $d = 0.93$；P1-P4：$t(69) = 5.58$，$p < 0.001$，$95\% CI = [0.43, 1.35]$，Cohen's $d = 0.82$；P5-P2：$t(69) = 4.53$，$p < 0.001$，$95\% CI = [0.24, 1.08]$，Cohen's $d = 0.60$；P5-P4：$t(69) = 4.10$，$p = 0.001$，$95\% CI = [0.15, 0.90]$，Cohen's $d = 0.48$}。而 P1 和 P5 的 d' 值无显著差异 {$t(69) = 1.83$，$p = 0.716$，$95\% CI = [-0.21, 0.94]$}，P2 和 P4 的 d' 值也无显著差异 {$t(69) = 1.57$，$p = 1.000$，$95\% CI = [-0.37, 0.11]$}。

被试类型和刺激位置的交互作用显著 $F(8, 276) = 3.69$，$p = 0.002$，偏 $\eta^2 = 0.10$。简单效应分析发现，在 P1、P2 和 P3 上，三组被试的 d' 值存在显著差异 {P1：$F(2, 69) = 4.51$，$p = 0.014$，偏 $\eta^2 = 0.12$；P2：$F(2, 69) = 11.23$，$p < 0.001$，偏 $\eta^2 = 0.25$；P3：$F(2, 69) = 11.37$，$p < 0.001$，偏 $\eta^2 = 0.25$}。多重比较分析发现，在 P1 上，年龄匹配组的 d' 值大于听障组和阅读能力匹配组 {年龄匹配组—听障

组：t（69）= 2.61，p = 0.033，95% CI = ［0.07，2.12］，Cohen's d = 0.65；年龄匹配组—阅读能力匹配组：t（69）= 2.59，p = 0.035，95% CI = ［0.06，2.12］，Cohen's d = 0.65｝。在 P2 上也发现了同样的结果｛年龄匹配组—听障组：t（69）= 3.42，p = 0.003，95% CI = ［0.20，1.22］，Cohen's d = 0.42；年龄匹配组—阅读能力匹配组：t（69）= 4.55，p <0.001，95% CI = ［0.43，1.45］，Cohen's d = 0.56｝。在 P3 上，阅读能力匹配组的 d' 值小于听障组和年龄匹配组｛阅读能力匹配组—听障组：t（69）= −3.93，p <0.001，95% CI = ［−2.24，−0.52］，Cohen's d = 0.82；阅读能力匹配组—年龄匹配组：t（69）= −4.30，p < 0.001，95% CI = ［−2.37，−0.65］，Cohen's d = 0.90｝，其余差异均不显著。

（五）讨论

实验 2 采用数字匹配任务和数字 1-back 任务，考察听障人群的视觉功能补偿现象是否表现为视觉注意资源的再分配。如果实验 2 发现听障人群对副中央凹视野内目标数字的分辨能力更高，则说明听障人群的视觉功能补偿现象表现出了视觉注意资源的再分配，而实验 1 没有发现补偿现象可能是实验材料造成的。在数字匹配任务中，三组被试对数字刺激的识别能力没有差异。在数字 1-back 任务中，P3 的分辨能力最高，外侧 P1 和 P5 的分辨能力大于内侧的 P2 和 P4。年龄匹配组被试对目标和非目标数字的分辨能力高于听障组和阅读能力匹配组，而且，三组被试对目标数字的分辨能力，受到数字呈现位置的调节。在 P1 和 P2，年龄匹配组的分辨能力高于听障组和阅读能力匹配组。在 P3 处，阅读能力匹配组的分辨能力低于听障组和年龄匹配组。因此，在高度熟悉的数字 VAS 研究中，发现了一个有趣的现象：与阅读能力匹配组被试相比，听障组在中央凹区域表现出视觉功能的补偿现象，而不是在副中央凹视野，与最初的预期不同。

对不同位置的 d' 值进行分析发现，中央凹 P3 的分辨力最强，与实验 1 相同，保证了实验操作的有效性。数字 VAS 的 d' 值整体分布呈 W 型，P2 和 P4 受到的拥挤效应最大，而 P1 和 P5 受到的拥挤效应较小，表现出序列位置效应（serial position function），符合前人对言语刺激 VAS 分布的预期（Huang et al.，2019；Tydgat & Grainger，2009）。

对不同被试的 d' 值进行分析发现，年龄匹配组被试的数字 VAS 技能最高，尤其是左侧视野。这可能是由于年龄匹配组被试的阅读能力最高，阅读经验更加丰富。加之汉语读者从左至右的阅读习惯，使得年龄匹配组被试的 VAS 分布表现出左偏侧化的优势（王峰，2017；Huang et al.，2019）。比较听障组和阅读能力匹配组被试发现，两组被试仅在 P3 上表现出分辨能力的差异，而在其他四个位置上没有差异。这说明相比阅读能力匹配组被试，听障组能够同时兼顾中央凹和副中央凹的数字刺激，并在中央凹区域表现出 VAS 补偿现象。前人认为，听障人群会将更多的视觉注意资源分配至副中央凹/边缘视野，进而表现出副中央凹/边缘视野视觉功能补偿现象（Bélanger et al.，2018；Bélanger，Slattery et al.，2012；Buckley et al.，2010）。基于这个观点，我们预期听障人群的视觉功能补偿现象会出现在 P3 以外的其他四个位置。因此，实验 2 的结果不符合预期。

如何解释这个结果？我们认为，听障人群中央凹补偿的结果，与视觉 1-back 任务的要求有关（Bavelier et al.，2000）。首先，VAS 与读者视觉注意资源的分配能力有关（Bosse et al.，2007；Li et al.，2021；Zhao et al.，2022），详见下文。其次，视觉 1-back 任务要求被试加工多个不同的视觉刺激，这些刺激同时呈现在中央凹和副中央凹视野。被试必须始终注视 P3，在保证中央凹刺激加工的同时，将视觉注意资源合理地分配到注视点两侧的副中央凹视野。相比副中央凹视野的四个位置，中央凹 P3 集中了更多的视觉注意资源，表现最好。基于以上两方面原因，有理由相信听障人群的 VAS 补偿现象之所以出现在中央凹区域，是因为听障人群的视觉注意资源分配具有灵活性

（Dye，2016；Dye，Hauser et al.，2009）：相比阅读能力匹配组被试，听障人群能够根据实验任务的要求，将更多的视觉注意资源分配到中央凹视野，同时很好地兼顾副中央凹视野的刺激加工。当中央凹和副中央凹视野同时存在刺激需要加工，而且实验任务要求被试在中央凹投入大量的视觉注意资源，仅向副中央凹投入少量注意资源，则听障人群视觉功能的补偿现象表现在中央凹视野（Prasad et al.，2017）。若实验任务要求被试仅对副中央凹/边缘视野的刺激进行判断，则听障人群视觉功能的补偿现象将发生在副中央凹/边缘视野（Buckley et al.，2010；Codina，Pascalis et al.，2011；Stevens & Neville，2006）。

总而言之，在实验 2 数字 VAS 研究中，发现了听障人群视觉功能的补偿现象。但是，补偿现象发生在中央凹视野，而不是副中央凹视野。补偿现象的发生，是由于听障人群能够根据实验任务的要求，灵活地调整视觉注意资源的分布，把更多的视觉注意资源分配到副中央凹/边缘视野或中央凹视野。为了进一步探究听障人群视觉功能补偿现象是否与刺激的类型有关，实验 3 将采用不同复杂程度的汉字，来测量听障读者的汉字 VAS。在汉语读者群体中，相比数字刺激，汉字的习得年龄更大，且视觉复杂性更高（N. T. Chen et al.，2019）。那么，在汉字 VAS 中能否发现听障人群的视觉功能补偿现象？

三、实验 3：听障人群汉字视觉注意广度的眼动研究

（一）实验目的

采用不同复杂程度的汉字刺激，测量听障组、年龄匹配组和阅读能力匹配组健听读者的 VAS 技能，考察听障人群的视觉功能补偿现象是否表现为视觉注意资源的再分配，即与健听控制组读者相比，听障人群是否向副中央凹视野分配了更多的视觉注意资源，并/或将其分配到视野内更远的位置。同时，比较实验 1 图形 VAS、实验 2 数字 VAS

和实验3汉字VAS的结果，探究刺激的类型是否会影响听障人群的视觉功能补偿现象，或其视觉注意资源的分布情况。

（二）实验假设

低复杂性汉字VAS的结果预期与实验1相同，而由高复杂性汉字测得的VAS技能都比较低，预期三组被试不会表现出差异。

（三）实验方法

1. 被试

被试的筛选方法与实验1相同。实验3包括60名被试，每组20人，三组被试的测验成绩见表3-5。听障组和年龄匹配组的生理年龄 $\{t(19)=-0.15, p=0.883, 95\%CI=[-0.61, 0.53]\}$ 和智力 $\{t(19)=0.22, p=0.827, 95\%CI=[-3.52, 4.35]\}$ 无显著差异。年龄匹配组被试平均每天玩游戏的时间是0.38小时（$SD=0.53$）。听障组和阅读能力匹配组的智力 $\{t(19)=-1.13, p=0.274, 95\%CI=[-11.84, 3.56]\}$、阅读理解能力 $\{t(19)=0.55, p=0.589, 95\%CI=[-1.12, 1.92]\}$、阅读流畅性 $\{t(19)=0.53, p=0.600, 95\%CI=[-14.99, 25.26]\}$ 和正字法意识 $\{t(19)=0.03, p=0.980, 95\%CI=[-4.02, 4.12]\}$ 均没有显著差异。

表3-5 实验3被试的基本信息 [M（SD）]

—	听障组	阅读能力匹配组	年龄匹配组
人数	20	20	20
年龄	16.47（1.78）	10.10（0.28）	16.51（0.96）
智力	51.75（21.09）	55.89（15.86）	51.33（19.18）
阅读理解能力（分）	10.30（2.30）	9.90（3.01）	
阅读流畅性（字/分）	317.20（127.81）	312.07（125.35）	—
正字法意识（分）	40.25（6.74）	40.20（4.72）	

2. 实验设计

控制实验是3被试类型（听障组、年龄匹配组、阅读能力匹配组）×

2汉字复杂度（高、低）×2目标一致性（是、否）的混合实验设计。

正式实验是3被试类型（听障组、年龄匹配组、阅读能力匹配组）×2汉字复杂度（高、低）×6刺激位置（P1～P5、NO）的混合实验设计。被试类型是被试间变量，汉字复杂度和刺激呈现位置是被试内变量。

3. 实验材料

从小学一至五年级语文课本（人教版）的生字表中，选取30个高频汉字。其中，高、低复杂性的汉字各15个。高低复杂性汉字的基本信息见表3-6。高复杂性汉字的笔画数显著多于低复杂性汉字 $\{t(28)=22.27, p<0.001, 95\% CI=[7.02, 8.45], Cohen's d=8.13\}$，而两类汉字的字频无显著差异 $t(28)=-0.26, p=0.795, 95\% CI=[-214.24, 165.56]$。此外，请46名不参与实验的大学生分别对高复杂性和低复杂性汉字的字形相似性进行两两评定（1=非常不相似，5=非常相似），保证两类汉字的字形相似性无显著差异 $t(28)=0.67, p=0.504, 95\% CI=[-0.06, 0.13]$。

表3-6 实验3高低复杂性汉字的基本信息 [M (SD)]

—	笔画数	字频（次/百万）	字形相似性
高复杂性汉字	11.13 (1.13)	1476.38 (280.07)	1.51 (0.33)
低复杂性汉字	3.40 (0.74)	1452.03 (224.67)	1.54 (0.36)

4. 实验设备和程序

（1）汉字匹配任务

汉字刺激以26号黑体字呈现，保证每个汉字的宽度相等。每个汉字所占的像素为34.67px×34.67px，所占视角为1.1°。汉字匹配任务包括120个实验试次，高复杂性汉字和低复杂性汉字各60个，"是"反应和"否"反应试次各60个，全部随机呈现。其余与实验1的图形匹配任务相同。

（2）汉字 1-back 任务

汉字 1-back 任务中，汉字刺激以 26 号黑体字呈现。该任务包括 300 个实验试次。其中，高复杂性汉字和低复杂性汉字各 150 个试次，"是"反应和"否"反应试次各 150 个，全部随机呈现。在"是"反应试次中，每个汉字在每个位置作为目标刺激呈现 1 次。其余与实验 1 的图形 1-back 任务相同。

5. 数据处理方法

汉字匹配任务的 d' 值分析，采用 3 被试类型（听障组、年龄匹配组、阅读能力匹配组）×2 汉字复杂度（高、低）的重复测量方差分析。

汉字 1-back 任务的 d' 值分析，采用 3 被试类型（听障组、年龄匹配组、阅读能力匹配组）×2 汉字复杂度（高、低）×5 刺激位置（P1-P5）的重复测量方差分析。剔除兴趣区内注视未满 200ms 的试次 6.43%。其余与实验 1 的数据处理方法相同。

（四）结果

1. 汉字匹配任务结果

方差分析的结果显示，被试类型的主效应显著 $F_{(2, 57)} = 5.15$，$p = 0.009$，偏 $\eta^2 = 0.15$。听障组的 d' 值大于阅读能力匹配组 $\{t_{(57)} = 3.20, p = 0.007, 95\%CI = [0.25, 1.92], Cohen's\ d = 0.72\}$，年龄匹配组和其他两组被试的 d' 值无显著差异 $\{$年龄匹配组—听障组：$t_{(57)} = -1.40, p = 0.498, 95\%CI = [-1.31, 0.36]$；年龄匹配组—阅读能力匹配组：$t_{(57)} = 1.80, p = 0.232, 95\%CI = [-0.23, 1.45]\}$。

汉字复杂度的主效应边缘显著 $F_{(1, 57)} = 3.22$，$p = 0.078$，偏 $\eta^2 = 0.05$。高复杂性汉字（$M = 5.75, SD = 1.51$）的 d' 值低于低复杂性汉字（$M = 6.15, SD = 1.37$）。被试类型和汉字复杂度的交互作用不显著 $F_{(2, 57)} = 0.87$，$p = 0.423$。后续分析汉字 1-back 任务的 d' 值时，需要将汉字匹配任务的 d' 值作为协变量纳入分析。

2. 汉字 1-back 任务结果

汉字 1-back 任务中，听障组、年龄匹配组和阅读能力匹配组被试的 d' 值结果见表 3-7 和图 3-5。

表 3-7 实验 3 汉字 1-back 任务的 d' 值结果 [M (SD)]

汉字复杂度	被试类型	P1	P2	P3	P4	P5
高复杂性	听障组	0.62 (0.58)	0.45 (0.41)	3.64 (1.26)	0.97 (0.82)	1.04 (0.59)
	年龄匹配组	1.17 (1.23)	0.75 (0.59)	3.87 (1.05)	0.97 (0.92)	1.01 (0.59)
	阅读能力匹配组	0.78 (0.69)	0.54 (0.50)	4.15 (0.86)	1.19 (1.20)	1.35 (1.01)
低复杂性	听障组	1.47 (1.09)	0.81 (0.44)	4.42 (0.95)	1.20 (0.89)	1.38 (0.76)
	年龄匹配组	1.55 (1.46)	1.04 (0.55)	4.14 (1.00)	1.19 (0.99)	1.43 (1.03)
	阅读能力匹配组	1.03 (0.46)	0.52 (0.46)	3.46 (1.08)	1.51 (1.07)	1.84 (1.28)

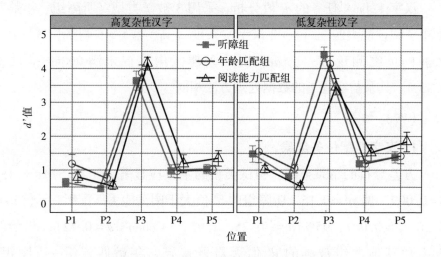

图 3-5 实验 3 汉字 1-back 任务 d' 值结果图

以汉字匹配任务的 d' 值为协变量，对汉字 1-back 任务的 d' 值进行重复测量方差分析。结果显示，被试类型的主效应不显著 $F_{(2, 56)} = 0.30$，$p = 0.743$。汉字复杂度的主效应不显著 $F_{(1, 56)} = 0.04$，$p = 0.845$。刺激位置的主效应显著 $F_{(4, 224)} = 14.61$，$p < 0.001$，偏 $\eta^2 = 0.21$。事后检验分析发现，P3 的 d' 值显著大于其他四个位置 {P3-P1：$t_{(56)} = 16.56$，$p < 0.001$，$95\% CI = [2.34, 3.35]$，Cohen's $d = 2.45$；

P3-P2：t（56）= 27.18，p <0.001，95%CI =［2.91，3.61］，Cohen's d = 2.81；P3-P4：t（56）= 17.22，p <0.001，95%CI =［2.30，3.25］，Cohen's d = 2.39；P3-P5：t（56）= 18.32，p <0.001，95%CI =［2.19，3.03］，Cohen's d = 2.24｝。P2 的 d' 值显著低于其他四个位置｛P2-P1：t（56）= -4.38，p <0.001，95%CI =［-0.70，-0.14］，Cohen's d = 0.36；P2-P4：t（56）= -4.83，p <0.001，95%CI =［-0.78，-0.19］，Cohen's d = 0.42；P2-P5：t（56）= -6.69，p <0.001，95%CI =［-0.94，-0.37］，Cohen's d = 0.56｝。而 P1、P4 和 P5 的 d' 值无显著差异｛P1-P4：t（56）= -0.51，p = 1.000，95%CI =［-0.46，0.32］；P1-P5：t（56）= -1.88，p = 0.649，95%CI =［-0.60，0.13］；P4-P5：t（56）= -1.51，p = 1.000，95%CI =［-0.49，0.15］｝。

汉字复杂度和被试类型的交互作用显著 F（2，56）= 4.90，p = 0.011，偏 η^2 = 0.15。简单效应分析发现，在两种汉字条件下，三组被试的 d' 值都没有显著差异｛高复杂性汉字：F（2，56）= 1.27，p = 0.289；低复杂性汉字：F（2，56）= 0.47，p = 0.630｝。年龄匹配组和听障组在高复杂性汉字条件下的 d' 值显著低于低复杂性汉字条件｛年龄匹配组：F（1，56）= 13.73，p <0.001，偏 η^2 = 0.20；听障组：F（1，56）= 32.02，p <0.001，偏 η^2 = 0.36｝。而阅读能力匹配组在两种汉字条件下的 d' 值无显著差异 F（1，56）= 1.40，p = 0.242。被试类型和刺激位置的交互作用边缘显著 F（8，224）= 2.16，p = 0.052，偏 η^2 = 0.07。简单效应分析发现，在 P2 上，三组被试的 d' 值存在显著差异 F（2，56）= 4.43，p = 0.016，偏 η^2 = 0.02。多重比较发现，在 P2 上，年龄匹配组的 d' 值显著大于阅读能力匹配组 t（56）= 2.93，p = 0.015，95%CI =［0.06，0.74］，Cohen's d = 0.26。汉字复杂度和刺激位置的交互作用不显著 F（4，224）= 0.10，p = 0.959。

汉字复杂度、刺激位置和被试类型的三阶交互作用显著 F（8，224）= 2.71，p = 0.017，偏 η^2 = 0.09。简单效应分析发现，在低复杂性汉字条件的 P2 和 P3 上，三组被试的 d' 值存在显著差异 {P2：F (2, 56) = 5.75，p = 0.005，偏 η^2 = 0.17；P3：F (2, 56) = 4.42，p = 0.016，偏 η^2 = 0.14}。多重比较分析发现，在低复杂性汉字条件的 P2 上，年龄匹配组的 d' 值显著大于阅读能力匹配组 {t (56) = 3.39，p = 0.004，95%CI = [0.15, 0.93]，Cohen's d = 0.35}；在低复杂性汉字条件的 P3 上，听障组的 d' 值显著大于阅读能力匹配组 {t (56) = 2.89，p = 0.016，95%CI = [0.15, 1.84]，Cohen's d = 0.64}。

协变量汉字匹配任务 d' 值的主效应不显著 F (1, 56) = 0.18，p = 0.673。协变量和汉字复杂度的交互作用边缘显著 F (1, 56) = 2.92，p = 0.093，偏 η^2 = 0.05。协变量和刺激位置的交互作用不显著 F (4, 224) = 1.86，p = 0.141。协变量、汉字复杂度和刺激位置的三阶交互作用不显著 F (4, 224) = 0.24，p = 0.863。

（五）讨论

实验 3 以不同复杂程度的汉字为实验材料，采用汉字匹配任务和汉字 1-back 任务，进一步探究听障人群的视觉功能补偿现象是否与刺激的类型有关。如果实验 3 发现听障人群的视觉功能补偿现象出现在副中央凹视野，则说明听障人群在同时加工多个汉字刺激时表现出视觉注意资源的再分配，向中央凹以外的视野分配了更多的视觉注意资源。如果实验 3 发现听障人群的视觉功能补偿现象出现在中央凹视野，则验证了"听障人群的视觉注意资源分配具有灵活性"的观点，与实验 2 数字 VAS 实验相同，支持听障人群视觉功能补偿现象与刺激的类型无关，在汉字刺激中也能发现 VAS 的中央凹补偿现象。

在汉字匹配任务中，听障组的识别能力高于阅读能力匹配组，高复杂性汉字的识别能力低于低复杂性汉字。由于不同被试对单个汉字的识别能力存在差异，为了避免刺激的识别能力影响后续实验，将汉字匹配任务的 d' 值作为协变量纳入汉字 1-back 任务的数据分析。在汉字 1-back 任务中，三组被试对目标和非目标汉字的分辨能力没有差异。但是，被试对目标汉字的分辨能力，受到目标呈现位置和汉字复杂度的共同调节。在低复杂性汉字条件下，听障组 P3 的分辨能力高于阅读能力匹配组。因此，相比阅读能力匹配组被试，在低复杂性汉字 VAS 的中央凹区域，发现了听障人群的视觉功能补偿现象。与最初的"副中央凹/边缘视野增强"预期不符，但是与实验 2 数字 VAS 的结果一致。

对不同复杂程度汉字条件下的 d' 值进行分析发现，汉字复杂性会影响 VAS 技能的高低，但是不影响 VAS 的分布。在年龄匹配组和听障组被试中都发现，高复杂性汉字条件的 d' 值更低，测得的 VAS 技能较低，与前人的跨语言研究结果一致（Awadh et al.，2016）。汉字是一种视觉复杂性较高的文字。每个汉字都是由笔画构成的二维方形结构，所占的空间大小相同。在汉字书写系统内，存在大量的字形相似字，这些汉字之间可能只有一个笔画的细微差异（Chan & Yeung，2020；N. T. Chen et al.，2019）。而且，方形结构内的笔画排列方式有许多种，并非严格地按照线性规则排列而成（Chung & Ho，2010；Tan & Perfetti，1998）。汉字加工的多重交互激活模型（multilevel interactive-activation framework）提出，汉字的识别开始于对笔画信息的提取（Taft & Zhu，1997）。读者必须同时加工多个笔画，快速地掌握笔画之间的细节差异，才能完整地激活汉字的字形，实现不同汉字的识别和区分。当汉字的笔画数较多时，可能会引起"笔画超负荷效应（stroke overload effect）"，即笔画数较多的汉字，其加工难度增加（Chan & Yeung，2020；McBride-Chang et al.，2005）。在这种情况下，有限的视觉注意资源无法同时兼顾多个汉字，可能导致测得的 VAS 技能较低。

对不同被试的 d' 值进行分析发现，被试类型和目标呈现位置之间的关系，受到汉字复杂度的调节。在高复杂性汉字条件下，不论目标图形出现在哪个位置，三组被试之间的分辨能力都没有显著差异，即没有发现听障人群的视觉功能补偿现象。与实验 1 图形 VAS 相似，年龄匹配组没有表现出优势，阅读能力匹配组也没有表现出不足，三组被试的 d' 值分布曲线高度重合，说明三组被试在高复杂性汉字 VAS 中也表现出地板效应。不同的是，实验 1 的地板效应是由于图形刺激之间的视觉相似性较高（Hawelka & Wimmer, 2008；Yeari et al., 2017），而且图形材料本身的熟悉性较低导致的（Valdois et al., 2012）。为了避免汉字的熟悉性和字形相似性，与汉字复杂性的结果产生混淆，实验 3 选取小学课本生字表中的高频汉字，控制高低复杂性汉字之间的字频和字形相似性没有差异，排除了上述两个因素的影响。因此，高复杂性汉字条件的地板效应，反映的是笔画数增加导致的笔画超负荷效应（Chan & Yeung, 2020；McBride-Chang et al., 2005），进而掩盖了被试之间的差异。

在低复杂性汉字条件，听障组和年龄匹配组被试的 VAS 技能接近，在所有位置都没有表现出分辨能力的差异。但是，与阅读能力匹配组被试相比，听障组在 P3 上存在分辨能力的优势，同时，在其他四个位置上没有表现出不足。因此，在低复杂性汉字 VAS 的中央凹视野，发现了听障人群的视觉功能补偿现象。听障人群汉字 VAS 的中央凹补偿现象，与实验 2 数字 VAS 的结果一致，符合视觉 1-back 任务的要求，支持"听障人群的视觉注意资源分配具有灵活性"的观点。而且，听障人群 VAS 的中央凹补偿现象与刺激的类型无关，在数字和汉字 VAS 中都有出现。

四、研究一讨论

为了探究听障人群的视觉功能补偿现象是否表现为视觉注意资源的再分配，以及是否与刺激的类型有关，研究一采用图形、数字和汉字刺激，测量听障组、年龄匹配组和阅读能力匹配组健听读者的 VAS 及其影响因素。结果发现，在数字和低复杂性汉字 VAS，相比阅读能力匹配组，听障组在中央凹区域表现出了视觉功能补偿现象。而在图形和高复杂性汉字 VAS 没有发现被试之间的差异，三组被试都出现了地板效应。研究一发现了听障人群的视觉功能存在补偿现象，但是实验结果与最初的预期不符：①补偿现象发生在中央凹视野，而不是副中央凹视野。②仅在言语刺激上（数字和低复杂性汉字）发现了补偿现象，在非言语刺激上没有发现。听障人群在 VAS 中央凹区域的补偿现象，说明听障人群能够根据实验任务的要求，向中央凹视野分配更多的视觉注意资源，同时很好地兼顾副中央凹视野的刺激加工。下文将从 VAS 补偿现象发生的原理、位置和实验材料三个方面展开讨论。

（一）听障人群视觉注意资源分配的灵活性

VAS 与一系列认知加工过程密切相关。首先，被试需要对刺激序列的基本视觉特征进行知觉分析。其次，依据视觉特征对序列内的多个刺激进行区分和辨别。最后，将刺激序列的视觉表征转化为视觉短时记忆（short-term memory），以便和存储在情景记忆（episodic memory）中的记忆节点进行比较（Ans et al.，1998；Bosse et al.，2007）。Li 等（2021）采用事件相关电位技术（event-related potential，ERP），从时间维度描述 VAS 任务的加工过程，以期为不同阶段的认知活动提供证据。结果发现，如果读者的 VAS 技能较低，则刺激序列诱发的 N1 成分和目标刺激诱发的 P3 成分的波幅较小。这说明 VAS 技能较低既反映在早期的刺激序列加工阶段，也反映在晚期的目标刺激编码阶段（Lallier et al.，2013；Li et al.，2021）。在刺激序列加工阶段，VAS 技能较低的读者无法充分地加工刺激序列的视觉特征，或对序列内刺激进行识别和分辨的能力较差。在目标刺激的编码阶段，VAS 技能较低的读者分配和保持视觉注意资源的能力较差，无法将视觉注意资源分配到刺激序列内的不同位置，并对目标刺激进行解码。由此可知，VAS 和视觉注意资源的分配能力有关（Bosse et al.，2007；Li et al.，2021；Zhao et al.，2022）。

基于此，听障人群在 VAS 任务上的补偿现象，可能是由于听障人群分配视觉注意资源的能力增强，能够根据实验任务的要求，灵活地分配视觉注意资源。前人一致认为这是由于早期听觉信息缺失引起的一种补偿现象，并为此提供了行为和生理证据（Bavelier et al.，2000，2001；Dye，2016；Dye，Hauser et al.，2009）。Dye 等（2016，2009）采用 UFOV 范式，要求被试同时完成中央凹的刺激分辨任务，以及边缘视野的刺激定位任务。如果指导语对两项任务的完成顺序没有明确的规定，那么听障人群会表现出补偿现象（Dye，Hauser et al.，2009）。如果指导语明确要求被试先完成中央凹任务，再完成边缘视野任务，那么听障人群会以中央凹任务为重，此时边缘视野的刺激变成了干扰，使得整体不会表现出补偿现象（Dye，2016）。因此，Dye（2016）认为，听障人群能够根据实验指导语的要求，调整中央凹和边缘视野的任务权重，灵活高效地分配视觉注意资源。而且，听障人群的视觉注意资源分配能力增强可能与其后顶叶皮层的高度激活有关，该脑区在个体的注意过程中发挥着关键作用（Bavelier et al.，2001）。需要指出的是，Dye 等（2009）和 Bavelier 等（2001）都发现，健听手语被试没有表现出行为结果的增强，也没有表现出较高的后顶叶皮层激活。这说明听障人群的视觉注意资源分配能力增强是由于听觉缺失引起的，与被试的手语经验无关。

（二）听障人群 VAS 的中央凹补偿现象

听障人群的 VAS 补偿现象发生在中央凹视野，而前人在视知觉任务和阅读任务中发现，听障人群的视觉功能补偿现象表现为副中央凹/边缘视野增强（Bélanger et al.，2018；Bélanger，Slattery et al.，2012；Buckley et al.，2010；Codina，Pascalis et al.，2011；Stevens & Neville，2006；Tao et al.，2019）。这可能与视觉 1-back 任务对被试视觉注意资源的分配要求有关（Bavelier et al.，2000）。在该任务中，刺激会同时呈现在中央凹和副中央凹视野，而目标刺激在刺激序列中的位置是随机的，被试无法提前知晓目标刺激的位置，不能提前向某个位置投入过多的注意，只能按照指导语的要求，将更多的视觉注意资源集中到序列中央（Huang et al.，2019），以更好地完成实验任务。因此，听障人群中央凹区域的 VAS 补偿现象，是基于实验任务要求的结果。

另外，听障人群在中央凹区域表现出增强，但是在副中央凹区域没有表现出减弱，甚至与阅读能力更高的年龄匹配组被试水平相当。考虑到个体的视觉注意资源是有限的，因此听障人群 VAS 中央凹补偿现象说明，在向中央凹视野分配更多的注意资源的同时，听障人群副中央凹视野的注意资源并没有减少。这是由于听障人群能够灵活高效地分配注意资源（Dye，2016；Dye，Hauser et al.，2009），进而兼顾整个视野内的刺激加工。

按照这个观点，若实验任务要求听障被试集中注意于副中央凹/边缘视野，则可能会出现副中央凹/边缘视野增强效应（Bavelier et al.，2000）。若实验任务要求被试同时加工中央凹和副中央凹/边缘视野的刺激，则补偿现象既可能出现在中央凹，也可能出现在副中央凹/边缘视野，与实验任务的要求有关。而且，副中央凹/边缘视野增强的同时，中央凹任务不一定减弱。上述两个推论，能够分别解释听障人群在动态视野测量任务和阅读知觉广度中的补偿现象。动态视野测量任务中，目标刺激只会出现在边缘视野，因此根据实验任务的要求，听障被试向边缘视野分配更多的视觉注意资源，在边缘视野出现增强效应（Buckley et al.，2010；Codina，Pascalis et al.，2011；Stevens & Neville，2006）。阅读知觉广度实验中，被试需要同时加工中央凹和副中央凹的文本信息。听障人群能够加工到副中央凹视野内更远处的文字，但是不影响中央凹视野的平均注视时间（付福音等，2019；乔静芝等，2011；闫国利等，2021；Bélanger et al.，2018；Bélanger，Slattery et al.，2012）。还有其他研究者采用双任务范式，同时考察听障人群对中央凹和副中央凹/边缘视野的刺激加工过程，发现听障人群的视觉功能不是"副中央凹/边缘视野增强–中央凹减弱"的关系（Dye，2016；Dye，Hauser et al.，2009；Samar & Berger，2017；Seymour et al.，2017），支持听障人群的视觉注意资源分配具有灵活性。

（三）听障人群 VAS 补偿现象和刺激材料的关系

实验 2 和实验 3 采用言语刺激，发现了听障人群的 VAS 补偿现象，但是在非言语的图形 VAS 实验中没有发现。一个需要思考的问题是，造成这个结果的原因，是由于实验 1 的图形材料引起了地板效应，还是由于听障人群 VAS 的补偿现象与刺激材料的语言属性有关？这个问题隐含的逻辑是，听障人群高效的视觉注意资源分配是否仅限于言语刺激的加工过程。因此，下文将着重探讨听障人群 VAS 补偿现象和刺激材料之间的关系。

我们倾向于认为听障人群的 VAS 补偿现象与刺激材料的语言属性无关。在视知觉刺激和言语刺激的加工过程中，听障人群都能够灵活地分配视觉注意资源。主要有以下四个原因：①相比经典的口头报告任务，采用视觉 1-back 任务测量读者的 VAS，能够将被试视觉—语言映射能力（visual-verbal mapping）的影响最小化（Chan & Yeung，2020），使得言语和非言语刺激测得的 VAS 结果之间的相似性增加。②前人同时采用言语和非言语刺激测量汉语读者的 VAS，并对实验结果进行因素分析发现，两类实验都可以考察被试对多个刺激进行同时加工的能力（Chan & Yeung，2020；Cheng et al.，2021）。③虽然Cheng 等（2021）发现，言语刺激 VAS 涉及语音信息的加工，而图形VAS 不涉及，但是听障读者能否加工语音信息仍然存在争议（闫国利，兰泽波等，2019；Bélanger et al.，2013；Bélanger，Baum et al.，2012；Blythe et al.，2018），因此这不足以成为听障读者言语刺激 VAS 补偿的理由。④听障组和阅读能力匹配组被试的阅读水平相当，排除了阅读技能对听障读者 VAS 补偿现象的影响。基于以上四个原因，有理由相信，听障读者的 VAS 补偿现象与数字和低复杂性汉字的语言属性无关。

总结来看，研究一作为基础研究，没有发现听障人群的副中央凹视觉功能补偿现象。而是在视觉注意广度（数字和低复杂性汉字）的中央凹区域，发现了听障人群的视觉功能补偿现象。这种补偿现象可能是由于听障人群能够根据实验任务的要求，灵活地分配视觉注意资源。在视觉 1-back 任务中，会同时向读者呈现多个视觉刺激。这些刺激平均分布在视野的两侧，每个位置上的刺激是独立的，都是需要判断的。所以，读者需要将视觉注意资源合理地分配到所有位置，以中央凹为主。如果在副中央凹视野内仅呈现一个刺激，是否会诱导读者向副中央凹视野分配更多的视觉注意资源，进而出现副中央凹视觉功能补偿现象（Heimler et al.，2015）？因此，研究二将采用副中央凹启动范式和 Flanker 范式，考察听障人群视觉功能补偿现象对其词汇识别过程的影响，以期发现听障人群的副中央凹视觉功能补偿现象。

第二节 听障人群词汇识别任务中的视觉功能补偿现象

在视知觉任务和词汇识别任务中都发现，听障人群视觉功能补偿现象的结果是一把"双刃剑"。补偿的结果是促进还是干扰，取决于副中央凹/边缘视野内的刺激和中央凹目标刺激之间的关系。若副中央凹/边缘视野的刺激和中央凹目标刺激无关，则无关刺激会干扰目标刺激的识别，而听障人群的视觉功能补偿现象会将其放大，使得听障人群受到的干扰作用大于健听者（刘璐，2017；陶佳雨，2020；Dye et al.，2007；Sladen et al.，2005；Tao et al.，2019）。反之，若副中央凹/边缘视野的刺激与中央凹目标刺激相关，则听障人群受到的促进作用也更大（刘璐，2017；Prasad et al.，2017）。

而相比阅读能力匹配的健听读者，在一次注视过程中，听障读者能够从副中央凹视野内更远处的文本中提取信息（陶佳雨，2020；闫国利等，2021；Bélanger et al.，2018；Bélanger，Slattery et al.，2012；Z. F. Liu et al.，2021）。知觉增强假说也认为，听障人群能够觉察到边缘视野内更远处的视觉刺激，可知觉范围更大（Buckley et al.，2010；Codina，Pascalis et al.，2011；Stevens & Neville，2006）。

那么，听障人群的"双刃剑"式的补偿结果，能够在多大的空间范围内出现？刘璐以听障中学生、年龄匹配组和阅读能力匹配组健听者为被试，采用副中央凹启动范式和 Flanker 范式发现，当字形相似启动字或无关字位于3°视角时，听障中学生的副中央凹启动效应量和干扰效应量明显大于两组健听者。也就是说，在3°视角处发现了听障中学生的"双刃剑"式补偿结果。

随着启动/干扰刺激和目标刺激之间距离的增加，这种补偿效果会变得越来越弱，还是越来越强？陶佳雨（2020）以听障大学生、年龄匹配组和阅读能力匹配组健听者为被试，采用 Flanker 范式，操纵了副中央凹视野内无关干扰字和中央凹目标字之间的视角距离。结果发现，当无关干扰字出现在 1°、2°、3°或4°视角时，听障大学生的干扰效应都大于健听控制组被试。听障大学生的干扰效应还受其阅读能力的调节，阅读水平较低的听障读者表现出更大的干扰效应（Tao et al.，2019）。从数值结果来看，三组被试在 1°视角处的干扰效应最大。但是，从2°到4°视角范围内，听障读者的干扰效应逐渐增加，而两组健听被试表现出相反的趋势。这说明，听障人群视觉功能补偿现象可能会随着视角距离的增加而增大。

为了更详细地描绘听障读者词汇识别过程中的"双刃剑"式补偿结果，随视角距离的变化趋势，研究二将从听障人群视觉功能补偿现象的促进作用和干扰作用两个侧面入手，变换副中央凹视野内刺激的位置，操纵其与目标刺激的视角距离，来计算听障人群"双刃剑"式补偿结果的发生范围。

研究二共包括 3 个实验。实验 4 采用副中央凹启动范式，选取实验结果最稳定（Calvo & Castillo，2009）且不易受刺激呈现时间间隔（stimulus onset asynchrony，SOA）影响的重复启动效应（Fabre et al.，2007），来描述听障人群视觉功能补偿现象的促进作用。副中央凹启动范式不仅可以考察读者的副中央凹预视加工情况（Khelifi et al.，2015，2017），还可以用来探索注意在词汇识别过程中的作用（Calvo & Castillo，2009；Calvo & Eysenck，2008；Calvo & Nummenmaa，2009；Gutiérrez & Calvo，2011）。

实验 5 采用 Flanker 范式和词汇判断任务描述听障人群视觉功能补偿现象的干扰作用。Flanker 范式最初是由 Charles W. Eriksen 等（1974）提出，后续研究者对此进行了不断地修订。目前，在阅读研究领域，该范式常用于评估读者的副中央凹信息加工能力（Calvo et al.，2012），以及副中央凹和中央凹视野内信息的整合加工过程（Grainger et al.，2014；Snell et al.，2017，2018；Snell & Grainger，2018）。也有研究者使用该范式考察被试的执行控制能力（executive control；Dye et al.，2007）。

实验 6 引入眼动监控技术，将副中央凹启动范式和边界范式结合（Calvo & Castillo，2009），严格控制刺激的呈现位置，准确地操纵视角距离，同时考察听障人群视觉功能补偿现象的促进和干扰作用。当副中央凹启动字呈现的同时，在屏幕中央 2° 视角位置设置无形的边界。边界的形状为长方形，宽 2° 视角。被试必须始终注视屏幕中央的注视点，一旦眼跳跃过边界，副中央凹视野内的启动字会被掩蔽。如此，可以保证启动字没有被直接注视，始终处于被试的副中央凹视野。

综上，为了探究听障人群词汇识别过程中的"双刃剑"式的补偿结果，能够在多大的空间范围内出现，研究二采用副中央凹启动范式和 Flanker 范式，操纵副中央凹视野内启动字和无关字与中央凹目标字之间的视角距离，以描述听障人群视觉功能补偿现象的促进作用和干扰作用随视角距离的变化趋势。同时，为了排除阅读技能和发展因素对实验结果的影响，参照听障人群词汇识别任务文献的被试匹配方法（刘璐，2017；陶佳雨，2020；Tao et al.，2019），设置三组被试，分别是听障组、阅读能力匹配组和生理年龄匹配组健听者。已有研究发现，听障读者能够从副中央凹视野内更远处的文本中提取信息（陶佳雨，2020；闫国利等，2021；Bélanger et al.，2018；Bélanger，Slattery et al.，2012；Z. F. Liu et al.，2021），因此可以预期：①被试能够表现出稳定的副中央凹重复启动效应和干扰效应；②随着视角距离的增加，副中央凹重复启动效应和干扰效应会逐渐降低；③相比其他两组健听读者，听障组的副中央凹重复启动效应和干扰效应更大，尤其是在较远的视角位置。

一、实验4：听障人群词汇识别中的副中央凹促进效应

（一）实验目的

采用副中央凹启动范式，在副中央凹视野的不同视角上，设置不同类型的启动字，要求被试对中央凹处的目标字进行词汇判断。根据启动效应的大小，来判断听障人群视觉功能补偿现象的促进作用能够在多大的范围内发生。

（二）实验假设

已有研究发现，听障人群词汇识别任务中的补偿结果是一把"双刃剑"，而且听障读者能够从副中央凹视野内更远处的文本中提取信息，由此可以预期：①存在副中央凹重复启动效应；②随着视角距离的增加，副中央凹重复启动效应会逐渐降低；③相比其他两组健听读者，听障组的副中央凹重复启动效应更大，尤其是在较远的视角位置。

（三）实验方法

1. 被试

被试的筛选方法与实验 1 相同。实验 4 包括 54 名被试，每组 18 人，三组被试的测验成绩见表 3-8。听障组和年龄匹配组的生理年龄 $\{t(17)=0.06, p=0.954, 95\%CI=[-0.50, 0.53]\}$ 和智力 $\{t(17)=0.37, p=0.716, 95\%CI=[-4.46, 6.35]\}$ 无显著差异。年龄匹配组被试平均每天玩游戏的时间是 0.36 小时（$SD=0.59$）。听障组和阅读能力匹配组的智力 $\{t(17)=-1.48, p=0.158, 95\%CI=[-12.89, 2.27]\}$、阅读理解能力 $\{t(17)=1.11, p=0.282, 95\%CI=[-0.75, 2.42]\}$、阅读流畅性 $\{t(17)=1.47, p=0.161, 95\%CI=[-7.91, 43.84]\}$ 和正字法意识 $\{t(17)=1.66, p=0.115, 95\%CI=[-0.42, 3.53]\}$ 都没有显著差异。

表 3-8　实验 4 被试的基本信息 $[M(SD)]$

—	听障组	阅读能力匹配组	年龄匹配组
人数	18	18	18
年龄	16.67（2.02）	10.42（0.26）	16.65（1.46）
智力	58.91（23.00）	64.22（21.27）	57.96（19.30）
阅读理解能力（分）	9.83（2.83）	9.00（2.20）	—
阅读流畅性（字/分）	292.78（145.50）	274.81（116.38）	—
正字法意识（分）	43.22（1.67）	41.67（3.48）	—

2. 实验设计

实验 4 副中央凹启动实验的设计是 3 被试类型（听障组、年龄匹配组、阅读能力匹配组）×3 视角距离（1.5°、3°、4.5°）×2 启动条件（重复字启动、无关字启动）的混合实验设计。其中，被试类型是被试间变量，视角距离和启动条件是被试内变量。视角距离指副中央凹启动字的中心和屏幕中央注视点之间的距离。

3. 实验材料

从小学一至五年级语文课本（人教版）的生字表中，选取 360 个汉字，作为实验的真字目标字和无关启动字。真字目标字和无关启动字各 180 个，两组汉字一一对应。真字目标字和对应的无关启动字，在字频 $\{t\,(179)=0.09,\ p=0.929,\ 95\%\,CI=[-61.39,\ 67.21]\}$ 和笔画数 $\{t\,(179)=-0.63,\ p=0.533,\ 95\%\,CI=[-0.83,\ 0.43]\}$ 上无显著差异，详见表 3-9。

表 3-9 实验 4 真字试次材料的笔画数和字频 $[M\,(SD)\,]$

真字试次材料	笔画数	字频（次/百万）
真字目标字	8.79（2.71）	215.25（312.77）
真字的无关启动字	8.99（3.10）	212.34（310.95）

使用 windows 系统自带的造字程序 True Type，编制 180 个假字，作为实验的假字目标字。假字的编制要求有以下三点：①符合汉字的正字法规则；②不是低频的真字；③不是现代汉语中已经废弃的古字。随后，再从小学一至五年级语文课本（人教版）的生字表中，选取 180 个汉字，作为假字目标字的无关启动字。假字（$M=8.53$，$SD=2.21$）和对应的无关启动字（$M=8.88$，$SD=3.24$），在笔画数上无显著差异 $\{t\,(179)=1.14,\ p=0.256,\ 95\%\,CI=[-0.25,\ 0.94]\}$。

材料编制完成后，对其进行评定：①请天津市某聋人学校的 3 位老师，根据听障被试的实际阅读水平，对真字试次的材料（真字目标字和对应的无关启动字）进行评定，确保纳入分析的 360 个汉字，聋生都能够准确识别。②请山西省临汾市某小学的 23 名四年级学生，对真字试次的 360 个汉字进行评定，使其满足小学四年级学生的阅读水平。③从天津市某高校选取 3 组在校大学生，人数为 15 人、26 人和22 人，请其对真字目标字和无关启动字的语音、字形和语义相似程度，分别进行 5 点评定（1=非常不相似，5=非常相似）。评定结果显示，两类材料之间的相似性较低（语音：$M = 1.02$，$SD = 0.07$；字形：$M = 1.21$，$SD = 0.20$；语义：$M = 1.06$，$SD = 0.16$）。

4. 实验设备和程序

实验程序由 E-prime 2.0 软件编制，由 15.6 英寸的 DELL 笔记本电脑呈现，显示器的屏幕分辨率为 1024×768，刷新率为 60Hz。汉字以 26 磅宋体黑色字呈现，每个汉字所占的像素大小为 34.67px×34.67px，所占的视角为 1°。实验过程中，被试需要将头固定在小下巴托上，眼睛距离屏幕中央 50cm。

采用副中央凹启动范式，单个试次的实验流程如图 3-6 所示。实验开始时，在屏幕中央呈现注视点 500ms。之后，在副中央凹视野内，呈现启动字 80ms。启动字呈现的位置是随机的，可能在屏幕左侧，也可能在屏幕右侧。随即启动字被"※"掩蔽，掩蔽刺激呈现 20ms。最后，在屏幕中央出现目标字 3000ms，要求被试判断目标字是真字还是假字。如果判断目标字是真字，则按 F 键；判断目标字是假字，则按 J 键。

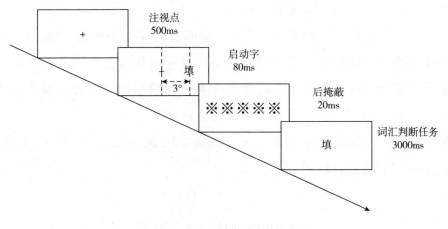

图 3-6 实验 4 单个试次的流程图

（以右侧 3°视角重复字启动条件为例）

练习实验包括 24 个试次，使被试尽快地熟悉实验任务。正式实验共 360 个试次，全部随机呈现。其中，180 个试次为真字目标字，包括 90 个重复字启动试次和 90 个无关字启动试次。每个视角条件各 60 个试次，屏幕左侧和右侧各 30 个。另外 180 个试次为假字目标字，都是由无关字启动，所有试次在 3 个视角水平上平均分配。假字试次作为填充材料，不参与后续分析。在重复字启动和无关字启动条件之间，采用拉丁方平衡设计，共编制两套程序，每个被试只接受其中一套程序。因变量是被试判断真字目标字的准确率和反应时。

5. 数据处理方法

实验 4 的因变量是真字试次的准确率❶和反应时。对准确率的分析，纳入所有的真字试次。对反应时的分析，剔除错误试次 5.34% 和被试 3 个标准差以外的极端试次 1.79%。采用 R 软件（4.1.1 版本：R Core Team，2021）的 bruceR 软件包（0.7.2 版本：Bao，2021），对数据进行统计分析。处理方法是 3 被试类型（听障组、年龄匹配组、阅读能力匹配组）×3 视角距离（1.5°、3°、4.5°）×2 启动条件（重复字启动、无关字启动）的重复测量方差分析，结果采用 Bonferroni 和 Greenhouse-Geisser 对 p 值进行校正。

为了描述被试启动效应的大小，参照前人研究（刘璐，2017），将重复字启动条件和无关字启动条件下的反应时作差，得到的差值称为启动效应量（prime effect size，PE）。启动效应量的处理方法是 3 被试类型（听障组、年龄匹配组、阅读能力匹配组）×3 视角距离（1.5°、3°、4.5°）的重复测量方差分析，结果采用 Bonferroni 和 Greenhouse-Geisser 对 p 值进行校正。

---

❶ 研究二的 3 个实验，因变量都是准确率，而不是 d' 值。主要原因有以下两点：①假字的编制比较困难，所以实验 4~6 的假字刺激是相同的。假字的重复使用会影响虚报概率，进而影响 d' 值。②与研究一相比，在研究二中，被试对真假字目标字试次的判断准确率都很高，对某一种反应（是、否）的偏向程度比较低。

（四）结果

1. 准确率

副中央凹启动实验中，听障组、年龄匹配组和阅读能力匹配组被试的准确率结果见表3-10。

表3-10　实验4副中央凹启动实验的准确率 [M （ SD ）]

被试类型	1.5°视角		3°视角		4.5°视角	
	重复字	无关字	重复字	无关字	重复字	无关字
听障组	0.96 (0.04)	0.94 (0.04)	0.94 (0.05)	0.94 (0.05)	0.95 (0.06)	0.94 (0.04)
年龄匹配组	0.97 (0.04)	0.96 (0.03)	0.96 (0.05)	0.94 (0.05)	0.94 (0.05)	0.96 (0.04)
阅读能力匹配组	0.95 (0.04)	0.92 (0.05)	0.94 (0.05)	0.93 (0.05)	0.94 (0.05)	0.94 (0.05)

准确率的重复测量方差分析结果显示，被试类型的主效应不显著 F （2, 51）= 2.00，p = 0.146。视角距离的主效应边缘显著 F （2, 102）= 2.44，p = 0.095，偏 η^2 = 0.05。1.5°视角的准确率高于3°视角 {t （51）= 2.42，p = 0.058，95%CI = [0.00，0.02]，Cohen's d = 0.29}，4.5°视角和其他两个视角条件的准确率差异不显著 {4.5°视角−1.5°视角：t （51）= −1.35，p = 0.550，95%CI = [−0.02，0.01]；4.5°视角−3°视角：t （51）= 0.72，p = 1.000，95%CI = [−0.01，0.02]}。启动条件的主效应边缘显著 F （1, 51）= 3.96，p = 0.052，偏 η^2 = 0.07。重复字启动条件下的准确率高于无关字启动条件 t （51）= 1.99，p = 0.052，95%CI = [0.00，0.02]，Cohen's d = 0.22。

被试类型和视角距离的交互作用不显著 F （4, 102）= 0.46，p = 0.755。被试类型和启动条件的交互作用不显著 F （2, 51）= 0.28，p = 0.758。视角距离和启动条件的交互作用不显著 F （2, 102）= 1.70，p = 0.189。被试类型、视角距离和启动条件的三阶交互作用 F （4, 102）= 1.61，p = 0.178。

2. 反应时

副中央凹启动实验中，听障组、年龄匹配组和阅读能力匹配组被试的反应时结果见表 3-11。

表 3-11 实验 4 副中央凹启动实验的反应时 [ms/M（SD）]

被试类型	1.5°视角		3°视角		4.5°视角	
	重复字	无关字	重复字	无关字	重复字	无关字
听障组	660（190）	722（197）	698（228）	740（202）	688（187）	722（191）
年龄匹配组	676（133）	738（153）	684（130）	716（136）	700（136）	735（143）
阅读能力匹配组	839（184）	902（209）	872（188）	902（223）	887（176）	902（185）

反应时的重复测量方差分析结果显示，被试类型的主效应显著 F（2，51）= 6.16，p = 0.004，偏 η^2 = 0.20。阅读能力匹配组的反应时大于听障组和年龄匹配组（阅读能力匹配组—听障组：t（51）= 3.07，p = 0.010，95%CI = [34.53，323.16]，Cohen's d = 0.42；阅读能力匹配组—年龄匹配组：t（51）= 3.01，p = 0.012，95% CI = [31.28，319.91]），而听障组和年龄匹配组的反应时没有显著差异 t（51）= -0.06，p = 1.000，95%CI = [-147.57，141.06]。

视角距离的主效应显著 F（2，102）= 3.85，p = 0.028，偏 η^2 = 0.07。1.5°视角的反应时小于 3°视角和 4.5°视角 {1.5°视角-3°视角：t（51）= -2.24，p = 0.088，95% CI = [-26.18，1.29]，Cohen's d = 0.27；1.5°视角 - 4.5°视角：t（51）= -2.81，p = 0.021，95% CI = [-30.37，-1.92]，Cohen's d = 0.35}，3°视角和 4.5°视角的反应时差异不显著 t（51）= -0.54，p = 1.000，95%CI = [-20.78，13.38]。启动条件的主效应显著 F（1，51）= 65.84，p < 0.001，偏 η^2 = 0.56。重复字启动条件的反应时小于无关字启动条件 {t（51）= -8.11，p < 0.001，95%CI = [-52.01，-31.38]，Cohen's d = 0.90}，出现了启动效应。

被试类型和视角距离的交互作用不显著 F（4，102）= 1.94，p = 0.116。被试类型和启动条件的交互作用不显著 F（2，51）= 0.33，p = 0.722。视角距离和启动条件的交互作用显著 F（2，102）= 4.32，p =

0.024，偏 $\eta^2 = 0.08$。简单效应分析发现，在三种视角距离，重复字启动条件的反应时都小于无关字启动条件 ｛1.5°视角：F（1，51）= 77.42，$p < 0.001$，偏 $\eta^2 = 0.60$；3°视角：F（1，51）= 15.91，$p < 0.001$，偏 $\eta^2 = 0.24$；4.5°视角：F（1，51）= 7.14，$p = 0.010$，偏 $\eta^2 = 0.12$｝。在无关字启动条件下，不同视角条件的反应时差异不显著 F（2，51）= 0.03，$p = 0.973$。而在重复字启动条件下，不同视角条件的反应时差异显著 F（2，51）= 11.30，$p < 0.001$，偏 $\eta^2 = 0.31$。被试类型、视角距离和启动条件的三阶交互作用不显著 F（4，102）= 0.19，$p = 0.91$。

为了更直接地测量三组被试启动效应的大小，描述其随视角距离的变化趋势，接下来将对被试的启动效应量进行分析。副中央凹启动实验中，听障组、年龄匹配组和阅读能力匹配组被试的启动效应量结果见表 3-12 和图 3-7。

表 3-12　实验 4 副中央凹启动实验的启动效应量 ［ms/M（SD）］

被试类型	1.5°视角	3°视角	4.5°视角
听障组	62（47）	42（51）	34（38）
年龄匹配组	62（54）	32（42）	35（56）
阅读能力匹配组	63（55）	30（89）	15（114）

启动效应量的重复测量方差分析结果显示，被试类型的主效应不显著 F（2，51）= 0.33，$p = 0.722$。视角距离的主效应显著 F（2，102）= 4.32，$p = 0.024$，偏 $\eta^2 = 0.08$。事后检验分析发现，1.5°视角的启动效应量大于 3°视角和 4.5°视角 ｛1.5°视角 - 3°视角：t（51）= 2.90，$p = 0.016$，95%$CI = ［4.07，51.11］$，Cohen's $d = 0.38$；1.5°视角 - 4.5°视角：t（51）= 2.88，$p = 0.018$，95% $CI = ［4.82，64.55］$，Cohen's $d = 0.47$｝，而 3°视角和 4.5°视角的启动效应量没有显著差异 t（51）= 0.47，$p = 1.000$，95%$CI = ［-30.49，44.68］$。被试类型和视

角距离的交互作用不显著 F （4，102）= 0. 19，$p = 0. 907$。

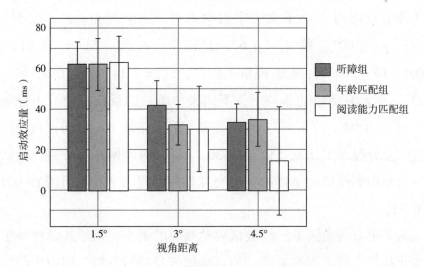

图 3-7 　实验 4 副中央凹启动实验的启动效应量

（五）讨论

实验 4 采用副中央凹启动范式，操纵副中央凹启动字和中央凹目标字之间的视角距离，以探究听障人群视觉功能补偿现象对其词汇识别过程的促进作用能够在多大的范围内发生。预期听障读者的副中央凹重复启动效应会大于其他两组健听读者，尤其是在较远的视角位置。结果发现，相比无关字启动条件，在重复字启动条件下目标字的反应时更短且准确率更高，出现了副中央凹重复启动效应。而且，在三种视角距离条件下，均表现出稳定的副中央凹启动效应。相比 3° 和 4.5° 视角距离，1. 5° 视角条件下的启动效应量更大。但是，三组被试的启动效应量没有明显差异，没有发现听障读者的副中央凹视觉功能补偿现象。

对不同视角条件下的启动效应量进行分析发现，当启动字位于副中央凹视野 1. 5° 视角位置时，被试的重复启动效应量最大。随着启动字视角距离的增加，副中央凹重复启动效应的大小降低，与前人研究结果一致（Marzouki et al., 2008；Marzouki & Grainger, 2008）。Marzouki 等（2008）对此提出了两种解释：掩蔽重复启动效应的整合假说（integration account）和注意假说（attentional account）。整合假说认为，掩蔽重复启动效应的大小，取决于启动字和目标字之间的距离远近。这种空间上的分离会影响启动字和目标字的信息整合。3°和4.5°视角条件下的启动效应比较小，是由于启动字和目标字之间的实际距离比较远。注意假说认为，如果目标字的位置固定，始终呈现在屏幕的中央，那么不同视角条件下启动效应的差异，是由于分配给不同位置启动字的注意资源存在差异。由于目标字始终呈现在中央，被试需要将注意集中到中央视野，那么分配给副中央凹启动字的视觉注意资源就会减少，使得远端视角条件下的启动效应较小。在这种情况下，启动字和目标字之间的实际距离就等于启动字所在位置的视角大小，所以上述两种假说都能够解释实验4的结果。

需要深究的是，实验4发现听障读者的副中央凹启动效应和其他两组健听读者没有差异，没有发现听障人群的副中央凹视觉功能补偿现象，与最初的实验预期不符，与刘璐（2017）的研究结果不同。刘璐（2017）的副中央凹启动实验（实验2a），采用3被试类型（听障中学生、年龄匹配组、阅读能力匹配组）×2启动类型（字形相似字启动、无关字启动）×3启动时间（40ms、60ms、80ms）的混合实验设计。被试类型是被试间变量，启动类型和启动时间是被试内变量。实验共设置120个实验试次，其中60个试次的目标字是真字，另外60个试次的目标字是假字。真字目标字的启动字是字形相似启动字，假字目标字的启动字是无关启动字。按照这种匹配方法，两种启动条件之间的区别，不仅仅是启动字的类型不同，目标字的类型也不同。此时，以无关字启动条件为基线，将两种启动条件下的目标字反应时作差，会放大被试的"启动效应"。所以，刘璐（2017）发现听障中学生的副中央凹启动效应大于其他两组健听读者，可能是由于实验的基线设置有误。

实验 4 副中央凹启动实验的结果，与听障读者阅读知觉广度（句子阅读任务）的研究结论不相符（陶佳雨，2020；闫国利等，2021；Bélanger et al.，2018；Bélanger, Slattery et al.，2012；Z. F. Liu et al.，2021），与知觉增强假说（动态测量任务）的观点也不相符（Buckley et al.，2010；Codina, Pascalis et al.，2011；Stevens & Neville，2006）。在较远的视角条件下，听障读者和健听读者的副中央凹重复启动效应没有差异。这可能是由于副中央凹启动范式和上述两项实验任务，对被试视觉注意资源的分配要求不同。句子阅读任务中，副中央凹视野内的文本信息有助于下一次眼跳落点位置的选择（Schotter et al.，2012）。动态测量任务中，目标刺激只会出现在边缘视野。所以，根据实验任务的要求，被试必须向副中央凹/边缘视野分配一定的视觉注意资源，才能准确地完成任务。而在副中央凹启动范式中，目标字的词汇判断任务对副中央凹启动字的依赖程度比较低，就算没有副中央凹视野内的启动字，实验任务也能够准确完成。而且，目标字始终呈现在屏幕中央，被试必须始终注视中央，将视觉注意资源集中到中央凹视野（Marzouki et al.，2008）。与句子阅读任务和动态测量任务相比，副中央凹启动范式对"将视觉注意资源分配至中央凹以外视野"的要求比较低。

通过比较可以推测，实验任务和实验指导语对视觉注意资源的分配要求，可能会影响听障人群视觉功能补偿现象的发生（Bavelier et al.，2000；Prasad et al.，2017）。这个观点也能够解释视知觉任务中听障人群视觉功能补偿现象对其中央凹加工过程的促进作用（Prasad et al.，2017）。Prasad 等（2017）采用掩蔽启动范式，选取阿拉伯数字为实验材料，在边缘视野 21° 视角位置上呈现启动数字 33ms，随后在同一位置呈现掩蔽刺激 50ms，最后在屏幕中央呈现目标数字，要求被试进行判断。与实验 4 的启动范式相比，Prasad 等（2017）设置的掩蔽刺激仍然能够指示启动数字的位置，并引导被试将视觉注意资源分配至边缘视野。因此，Prasad 等（2017）认为，这是一种高注意要求状态，实验任务对"将视觉注意资源分配至中央凹以外视野"的要求比较高，所以能够发现听障人群视觉功能补偿现象对其中央凹数字识别的促进作用。总结来看，听障人群将更多的视觉注意资源分配至中央凹以外的视野，也许不是一种固定不变的状态，而是任务导向的，即听障人群能够根据实验任务灵活地分配视觉注意资源。

二、实验 5：听障人群词汇识别中的副中央凹干扰效应

（一）实验目的

采用 Flanker 范式，在副中央凹视野的不同视角上，设置无关干扰字，要求被试对中央凹处的目标字进行词汇判断。根据干扰效应的大小，来判断听障人群视觉功能补偿现象的干扰作用能够在多大的范围内发生。

（二）实验假设

已有研究发现，听障读者词汇识别任务中的补偿结果是一把"双刃剑"，而且听障读者能够从副中央凹视野内更远处的文本中提取信息，由此可以预期：①存在副中央凹干扰效应。②随着视角距离的增加，副中央凹干扰效应会逐渐降低。③相比其他两组健听读者，听障组的副中央凹干扰效应更大，尤其是在较远的视角位置。

（三）实验方法

1. 被试

被试的筛选方法与实验 1 相同。实验 5 包括 51 名被试，每组 17 人，三组被试的测验成绩见表 3-13。听障组和年龄匹配组的生理年龄 $\{t（16）= -0.23，p = 0.823，95\% CI = [-0.57，0.46]\}$ 和智力 $\{t（16）= 0.17，p = 0.866，95\% CI = [-5.02，5.90]\}$ 无显著差异。年龄匹配组被试平均每天玩游戏的时间是 0.47 小时（$SD = 0.70$）。听障组

和阅读能力匹配组的智力 $\{t(16) = -1.64, p = 0.120, 95\% CI = [-16.15, 2.05]\}$、阅读理解能力 $\{t(16) = 1.22, p = 0.239, 95\% CI = [-0.69, 2.57]\}$、阅读流畅性 $\{t(16) = 0.80, p = 0.435, 95\% CI = [-11.65, 25.77]\}$ 和正字法意识 $\{t(16) = 1.69, p = 0.110, 95\% CI = [-0.44, 3.97]\}$ 都没有显著差异。

表 3-13 实验 5 被试的基本信息 $[M(SD)]$

—	听障组	阅读能力匹配组	年龄匹配组
人数	17	17	17
年龄	16.59 (2.07)	10.40 (0.24)	16.64 (1.56)
智力	60.02 (23.20)	67.07 (21.91)	59.58 (19.40)
阅读理解能力（分）	10.24 (2.33)	9.29 (2.31)	—
阅读流畅性（字/分）	304.27 (141.30)	297.22 (118.45)	—
正字法意识（分）	43.18 (1.70)	41.41 (3.57)	—

2. 实验设计

实验 5 副中央凹干扰实验是 3 被试类型（听障组、年龄匹配组、阅读能力匹配组）×4 干扰条件（无干扰、1.5°干扰、3°干扰、4.5°干扰）的混合实验设计。其中，被试类型是被试间变量，干扰条件是被试内变量。视角距离是指干扰字和目标字的中心之间的距离。

3. 实验材料

从小学一至五年级语文课术（人教版）的生字表中，选取 324 个汉字作为实验的真字目标字和无关干扰字。其中，真字目标字 180 个，无关干扰字 144 个，笔画数和字频信息见表 3-14。80% 的真字目标字会伴随呈现无关干扰字，两组汉字一一对应。真字目标字和对应的无关干扰字，在字频 $\{t(143) = 0.18, p = 0.857, 95\% CI = [-76.35, 91.71]\}$ 和笔画数 $\{t(143) = 0.02, p = 0.985, 95\% CI = [-0.74, 0.75]\}$ 上无显著差异。

表 3-14　实验 5 真字试次材料的笔画数和字频 [M (SD)]

真字试次材料	笔画数	字频（次/百万）
真字目标字	8.81 (3.26)	242.17 (347.29)
真字的无关干扰字	8.79 (3.04)	242.71 (342.76)

假字目标字和对应的无关干扰字，与实验 4 相同。从实验 4 的 180 对假字目标字—无关启动字中，随机选取 144 对，作为实验 5 的假字有干扰试次。另外 36 个假字单独呈现，作为无干扰试次。假字目标字和对应的无关干扰字，在笔画数上没有显著差异 {t (143) = -0.15，p = 0.882，95%CI = [-0.70，0.60]}。

编制完成后，对实验材料进行评定：①请天津市某聋人学校的三位老师，根据听障被试的实际阅读水平，对真字试次的材料（真字目标字和对应的无关干扰字）进行评价，确保纳入分析的 324 个汉字，聋生都能够准确识别。②请山西省临汾市某小学的 23 名四年级学生，对真字试次的 324 个汉字进行评定，使其符合小学四年级学生的阅读水平。③从天津市某高校选取三组在校大学生，请其对 144 对真字目标字—无关干扰字的语音（15 人）、字形（26 人）和语义（22 人）的相似程度进行 5 点评定（1 = 非常不相似，5 = 非常相似）。评定结果显示，两类材料之间的相似性较低（语音：M = 1.02，SD = 0.06；字形：M = 1.18，SD = 0.20；语义：M = 1.05，SD = 0.12）。

4. 实验设备和程序

副中央凹干扰实验采用 Flanker 范式，单个试次的实验流程如图 3-8 所示。实验开始时，在屏幕中央呈现注视点 500ms。随后，在同一位置呈现目标字 3000ms。目标字出现的同时，在副中央凹视野内，有 80% 的试次会伴随呈现无关的干扰字。干扰字呈现的位置是随机的，被试需要尽量忽视干扰字的存在，尽快判断目标字是真字还是假字。如果判断目标字是真字，则按 F 键；判断目标字是假字，则按 J 键。待被试按键反应后，干扰字和目标字同时消失。其余 20% 的试次只在屏幕中央呈现目标字，并等待被试按键。实验设备和刺激大小与实验4相同。

练习实验包括30个试次，使被试尽快地熟悉实验任务。正式实验共360个试次，全部随机呈现。其中，180个试次为真字目标字，包括144个无关字干扰试次和36个无干扰试次。每个视角条件各48个干扰试次，屏幕左侧和右侧各24个。另外180个试次为假字目标字，各个条件的试次数与真字目标字试次相同。假字试次作为填充材料，不参与后续分析。因变量是被试判断真字目标字的准确率和反应时。

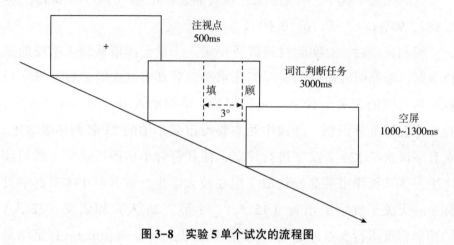

图3-8 实验5单个试次的流程图

(以右侧3°视角无关字干扰条件为例)

5. 数据处理方法

实验5的因变量是真字试次的准确率和反应时。对准确率的分析，纳入所有的真字试次。对反应时的分析，剔除错误试次5.01%和被试3个标准差以外的极端试次1.94%。准确率和反应时的处理方法是3被试类型（听障组、年龄匹配组、阅读能力匹配组）×4干扰条件（无干扰、1.5°干扰、3°干扰、4.5°干扰）的重复测量方差分析，其余与实验4相同。

为了描述被试干扰效应的大小，参照前人研究（刘璐，2017；Tao et al.，2019），将无干扰条件和有干扰条件下的反应时作差，得到的差值称为干扰效应量（distract effect size，DE）。干扰效应量的处理方法是 3 被试类型（听障组、年龄匹配组、阅读能力匹配组）×3 视角距离（1.5°、3°、4.5°）的重复测量方差分析。

（四）结果

1. 准确率

副中央凹干扰实验中，听障组、年龄匹配组和阅读能力匹配组被试的准确率结果见表 3-15。

表 3-15 实验 5 副中央凹干扰实验的准确率 $[M (SD)]$

被试类型	无干扰	1.5°干扰	3°干扰	4.5°干扰
听障组	0.96（0.03）	0.94（0.06）	0.94（0.04）	0.95（0.04）
年龄匹配组	0.97（0.03）	0.95（0.04）	0.97（0.04）	0.98（0.02）
阅读能力匹配组	0.97（0.03）	0.91（0.05）	0.94（0.04）	0.93（0.05）

准确率的重复测量方差分析结果显示，被试类型的主效应显著 $F (2, 48) = 4.62$, $p = 0.015$, 偏 $\eta^2 = 0.16$。听障组和两个健听控制组被试的准确率差异不显著 ｛听障组—年龄匹配组：$t (48) = -2.08$, $p = 0.130$, $95\% CI = [-0.04, 0.00]$；听障组—阅读能力匹配组：$t (48) = 0.89$, $p = 1.000$, $95\% CI = [-0.02, 0.03]$｝，年龄匹配组的准确率高于阅读能力匹配组 $t (48) = 2.96$, $p = 0.014$, $95\% CI = [0.00, 0.05]$, Cohen's $d = 0.51$。

干扰条件的主效应显著 $F (3, 144) = 8.88$, $p < 0.001$, 偏 $\eta^2 = 0.16$。1.5°干扰条件下的准确率小于其他三种干扰条件 ｛1.5°干扰-无干扰：$t (48) = -4.44$, $p < 0.001$, $95\% CI = [-0.05, -0.01]$, Cohen's $d = 0.96$；1.5°干扰-3°干扰：$t (48) = -2.99$, $p = 0.026$, $95\% CI = [-0.04, 0.00]$, Cohen's $d = 0.59$；1.5°干扰-4.5°干扰：$t (48) = -3.09$, $p = 0.020$, $95\% CI = [-0.04, 0.00]$, Cohen's $d = 0.53$｝，而无干扰、3°干扰和4.5°干扰条件之间的准确率差异不显著 ｛无干扰-3°干

扰：t（48）= 2.20，p = 0.196，95% CI = [0.00，0.03]；无干扰 -4.5°干扰：t（48）= 2.43，p = 0.113，95% CI = [0.00，0.03]；3°干扰 -4.5°干扰：t（48）= 0.30，p = 1.000，95% CI = [-0.02，0.02]}。

被试类型和干扰条件的交互作用边缘显著 F（6，144）= 1.90，p = 0.094，偏 η^2 = 0.07。简单效应分析发现，在听障组和年龄匹配组被试群体，不同干扰条件下的准确率差异不显著 {听障组：F（3，48）= 1.02，p = 0.390；年龄匹配组：F（3，48）= 2.17，p = 0.103}；而阅读能力匹配组被试在不同干扰条件下的准确率差异显著 F（3，48）= 7.09，p < 0.001，偏 η^2 = 0.31。多重比较分析发现，阅读能力匹配组被试在 1.5°干扰和 4.5°干扰条件下的准确率小于无干扰条件 {1.5°干扰 - 无干扰：t（48）= -4.54，p < 0.001，95% CI = [-0.10，-0.02]，Cohen's d = 1.70；4.5°干扰 - 无干扰：t（48）= -3.44，p = 0.007，95% CI = [-0.07，-0.01]，Cohen's d = 1.04}，1.5°干扰条件下的准确率也小于 3°干扰条件 t（48）= -2.95，p = 0.029，95% CI = [-0.07，0.00]，Cohen's d = 1.01。

简单效应分析还发现，在无干扰条件下，三组被试的准确率差异不显著 F（2，48）= 0.76，p = 0.471；而在有干扰条件下，三组被试的准确率存在显著差异 {1.5°干扰：F（2，48）= 3.22，p = 0.049，偏 η^2 = 0.12；3°干扰：F（2，48）= 2.53，p = 0.090，偏 η^2 = 0.10；4.5°干扰：F（2，48）= 4.98，p = 0.011，偏 η^2 = 0.17}。多重比较分析发现，在 1.5°干扰和 4.5°干扰条件下，阅读能力匹配组的准确率低于年龄匹配组 {1.5°干扰：t（48）= -2.46，p = 0.053，95% CI = [-0.08，0.00]，Cohen's d = 0.74；4.5°干扰：t（48）= -3.09，p = 0.010，95% CI = [-0.08，-0.01]，Cohen's d = 0.79}。

2. 反应时

副中央凹干扰实验中，听障组、年龄匹配组和阅读能力匹配组被试的反应时结果见表3-16。

表 3-16　实验 5 副中央凹干扰实验的反应时 ［ms/M（SD）］

被试类型	无干扰	1.5°干扰	3°干扰	4.5°干扰
听障组	613（107）	762（249）	741（256）	746（264）
年龄匹配组	682（108）	761（122）	712（116）	700（110）
阅读能力匹配组	778（93）	905（101）	857（85）	838（92）

反应时的重复测量方差分析结果显示，被试类型的主效应显著 F（2，48）= 4.34，p = 0.019，偏 η^2 = 0.15。阅读能力匹配组的反应时大于听障组和年龄匹配组 ｛阅读能力匹配组—听障组：t（48）= 2.54，p = 0.044，95%CI = ［2.81，255.97］，Cohen's d = 0.43；阅读能力匹配组—年龄匹配组：t（48）= 2.57，p = 0.040，95%CI = ［4.39，257.55］，Cohen's d = 0.44｝，听障组和年龄匹配组的反应时没有显著差异 t（48）= 0.03，p = 1.000，95%CI = ［-125.00，128.16］。

干扰条件的主效应显著 F（3，144）= 37.24，p < 0.001，偏 η^2 = 0.44。相比无干扰条件，有干扰条件下的反应时更长 ｛1.5°干扰-无干扰：t（48）= 8.28，p < 0.001，95%CI = ［79.22，158.16］，Cohen's d = 1.41；3°干扰-无干扰：t（48）= 5.27，p < 0.001，95%CI = ［37.91，120.70］，Cohen's d = 0.94；4.5°干扰-无干扰：t（48）= 4.44，p < 0.001，95%CI = ［26.77，114.09］，Cohen's d = 0.83｝，出现了干扰效应。此外，1.5°干扰条件下的反应时大于 3°干扰和 4.5°干扰条件 ｛1.5°干扰 - 3°干扰：t（48）= 6.61，p < 0.001，95%CI = ［22.98，55.80］，Cohen's d = 0.47；1.5°干扰 - 4.5°干扰：t（48）= 7.15，p < 0.001，95%CI = ［29.70，66.82］，Cohen's d = 0.57｝。

被试类型和干扰条件的交互作用显著 F（6，144）= 3.49，p = 0.022，偏 η^2 = 0.13。简单效应分析发现，在所有被试群体中，不同干扰条件下的反应时都存在显著差异 ｛听障组：F（3，48）= 12.95，p < 0.001，偏 η^2 = 0.45；年龄匹配组：F（3，48）= 12.78，p < 0.001，偏 η^2 = 0.44；阅读能力匹配组：F（3，48）= 19.82，p < 0.001，偏 η^2 =

0.55}。在四种干扰条件下，不同被试之间的反应时都存在显著差异 {无干扰：F（2，48）=11.06，$p<0.001$，偏 η^2=0.32；1.5°干扰：F（2，48）=4.03，p=0.024，偏 η^2=0.14；3°干扰：F（2，48）=3.48，p=0.039，偏 η^2=0.13；4.5°干扰：F（2，48）=2.81，p=0.070，偏 η^2=0.11}。

为了更直接地测量三组被试干扰效应的大小，描述其随视角距离的变化趋势，接下来将对被试的干扰效应量进行分析。副中央凹干扰实验中，听障组、年龄匹配组和阅读能力匹配组被试的干扰效应量结果见表3–17和图3–9。

表 3–17　实验5副中央凹干扰实验的干扰效应量 ［ms/M（SD）］

被试类型	1.5°视角	3°视角	4.5°视角
听障组	150（164）	128（174）	133（185）
年龄匹配组	79（53）	30（46）	18（36）
阅读能力匹配组	127（43）	79（48）	60（56）

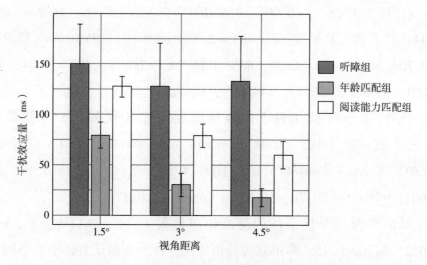

图 3–9　实验5副中央凹干扰实验的干扰效应量

干扰效应量的重复测量方差分析结果显示，被试类型的主效应显著 F（2，48）=3.44，p=0.040，偏 η^2=0.13。听障组的干扰效应量大

于年龄匹配组 $\{t$ (48) = 2.62, p = 0.035, 95%CI = [5.14, 183.91], Cohen's d = 0.52$\}$，阅读能力匹配组和其他两组被试的干扰效应量差异不显著 $\{$阅读能力匹配组——听障组：t (48) = -1.33, p = 0.568, 95%CI = [-137.38, 41.40]；阅读能力匹配组——年龄匹配组：t (48) = 1.29, p = 0.608, 95%CI = [-42.86, 135.92]$\}$。

视角距离的主效应显著 F (2, 96) = 38.39, p < 0.001, 偏 η^2 = 0.44。1.5°视角的干扰效应量大于3°视角和4.5°视角条件 $\{1.5°\sim3°$视角：t (48) = 6.61, p < 0.001, 95%CI = [24.59, 54.18], Cohen's d = 1.24；1.5°$\sim$4.5°视角：t (48) = 7.15, p < 0.001, 95%CI = [31.53, 65.00], Cohen's d = 1.52$\}$，而3°视角和4.5°视角条件的干扰效应量差异不显著 t (48) = 1.89, p = 0.195, 95%CI = [-2.79, 20.54]。

在干扰效应量中也发现，被试类型和视角距离的交互作用显著 F (4, 96) = 3.74, p = 0.011, 偏 η^2 = 0.14。简单效应分析发现，在年龄匹配组和阅读能力匹配组被试，不同视角条件下的干扰效应量存在显著差异 $\{$年龄匹配组：F (2, 48) = 14.52, p < 0.001, 偏 η^2 = 0.38；阅读能力匹配组：F (2, 48) = 16.71, p < 0.001, 偏 η^2 = 0.41$\}$。而听障被试在三种视角条件下的干扰效应量没有显著差异 F (2, 48) = 2.14, p = 0.129。多重比较分析发现，年龄匹配组和阅读能力匹配组被试在1.5°视角条件下的干扰效应量大于3°和4.5°视角 $\{$年龄匹配组1.5°$\sim$3°视角：t (48) = 4.72, p < 0.001, 95%CI = [23.09, 74.33], Cohen's d = 1.53；年龄匹配组1.5°$\sim$4.5°视角：t (48) = 5.23, p < 0.001, 95%CI = [32.11, 90.08], Cohen's d = 1.92；阅读能力匹配组1.5°$\sim$3°视角：t (48) = 4.66, p < 0.001, 95%CI = [22.51, 73.75], Cohen's d = 1.51；阅读能力匹配组1.5°$\sim$4.5°视角：t (48) = 5.74, p < 0.001, 95%CI = [38.12, 96.08], Cohen's d = 2.11$\}$。阅读能力匹配组在3°视角条件下的干扰效应量也大于4.5°视角 $\{t$ (48) = 2.33, p = 0.072, 95%CI = [-1.23, 39.17], Cohen's d = 0.60$\}$。

简单效应分析还发现，在 1.5°视角条件下，三组被试的干扰效应量没有显著差异 F （2，48）= 2.11，p = 0.132。而在 3°视角和 4.5°视角条件下，三组被试之间的差异显著 ｛3°视角：F （2，48）= 3.53，p = 0.037，偏 η^2 = 0.13；4.5°视角：F （2，48）= 4.49，p = 0.016，偏 η^2 = 0.16｝。多重比较分析发现，在 3°视角和 4.5°视角条件下，听障组的干扰效应量大于年龄匹配组 ｛3°视角：t （48）= 2.66，p = 0.032，95%CI = ［6.55，189.34］，Cohen's d = 0.54；4.5°视角：t （48）= 2.96，p = 0.014，95%CI = ［18.67，211.47］，Cohen's d = 0.63｝。

（五）讨论

实验 5 采用 Flanker 范式，操纵副中央凹无关干扰字和中央凹目标字之间的视角距离，以探究听障人群视觉功能补偿现象对其词汇识别过程的干扰作用能够在多大的范围内发生。预期听障读者的副中央凹干扰效应会大于健听读者，尤其是在较远的视角位置。结果发现，相比无干扰条件，有干扰条件下的目标字反应时更长。在三种视角距离条件下，都发现了稳定的副中央凹干扰效应。干扰效应量分析发现，相比 3°和 4.5°视角距离，1.5°视角条件下的干扰效应量更大。而且，听障组的干扰效应量大于年龄匹配组，尤其是远端的 3°和 4.5°视角。因此，实验 5 发现了听障人群的视觉功能补偿现象与预期一致。

对被试之间的干扰效应量进行分析发现，听障读者的副中央凹干扰效应大于年龄匹配组健听读者，与刘璐（2017）和陶佳雨（2020）的研究结果相同。而听障组和阅读能力匹配组的干扰效应没有差异，两组健听读者的干扰效应也没有差异。这说明听障组的干扰效应大于年龄匹配组，不是由于听障组的阅读技能较低。如果是由于听障组的阅读水平较低引起的干扰效应增大，那么阅读能力匹配组的干扰效应也会增大。

对不同视角距离条件的干扰效应量进行分析发现，当干扰字位于副中央凹视野 1.5°视角位置时，被试的干扰效应量最大。随着干扰字和目标字视角距离的增加，干扰效应的大小降低，与前人描绘的变化趋势相同（Dye et al.，2007；Sladen et al.，2005）。但是，这种变化趋势主要表现在年龄匹配组和阅读能力匹配组健听读者。在听障群体中发现，不同视角条件的干扰效应量没有明显差异。所以，听障组和年龄匹配组的差异主要出现在远端视角。

前人普遍认为，听障组的副中央凹干扰效应更大，是由于听障读者将更多的视觉注意资源分配至中央凹以外的视野，并/或将其分配到视野内更远的位置（刘璐，2017；陶佳雨，2020；Dye et al.，2007；Sladen et al.，2005；Tao et al.，2019），即相比健听者，听障读者的视觉注意资源在空间上发生了再分配（Proksch & Bavelier，2002）。但是，Heimler 等（2015）提出，听障人群的副中央凹干扰效应大于健听者，也可以用外源注意捕获（exogenous attention capture）的增加来解释。相比健听读者，在听障群体中，副中央凹视野内的无关干扰字更容易吸引到较多的视觉注意资源。Pavani 和 Bottari（2012）对此观点表示认同。也有实验证据支持，听障人群视觉功能补偿现象与其外源视觉注意资源的捕获能力有关（Bottari et al.，2008）。上述两种观点都能够解释听障人群的干扰效应更大。

另一个不容忽视的影响因素是，副中央凹视野内无关干扰字的呈现时间比较长（3000ms）。与干扰字呈现时间较短的情况相比（Calvo et al.，2012），长时间呈现可能会导致以下两种结果。①被试不可避免地直接注视无关干扰字，并对其进行加工。仅仅依靠实验指导语的控制，无法保证干扰字始终处于副中央凹视野（Jordan et al.，1998；Patching & Jordan，1998）。②加工策略的使用。为了提高实验任务的准确率，采取更加精细的加工策略，使得整体的反应时更长（Rothpletz et al.，2003；Sladen et al.，2005）。

因此，实验6将借助眼动监控技术，对听障读者词汇识别过程中的副中央凹干扰效应进行验证。同时，控制干扰字的呈现时间，以避免加工策略对实验结果的影响。如果实验6发现听障读者的副中央凹干扰效应大于健听读者，那么说明听障读者词汇识别过程中的视觉功能补偿现象能够发生在副中央凹视野。反之，如果实验6发现听障读者和健听读者的干扰效应没有差异，则需要慎重地看待实验5的结果。

三、实验6：听障人群词汇识别中的副中央凹促进和干扰效应——眼动证据

（一）实验目的

考虑到听障人群视觉功能补偿现象对刺激的呈现位置有严格的要求，实验6将引入眼动技术，对被试的注视位置进行监控。将副中央凹启动范式和边界范式结合，在副中央凹视野的不同视角上，设置不同类型的启动字，要求被试对中央凹处的目标字进行词汇判断。根据启动效应和干扰效应的大小，来判断听障人群视觉功能补偿现象的促进和干扰作用能够在多大的范围内发生。

（二）实验假设

已有研究发现，听障读者词汇识别任务中的补偿结果是一把"双刃剑"，而且听障读者能够从副中央凹视野内更远处的文本中提取信息，由此可以预期：①存在副中央凹重复启动效应和干扰效应；②随着视角距离的增加，副中央凹重复启动效应和干扰效应会逐渐降低；③相比其他两组健听读者，听障组的副中央凹重复启动效应和干扰效应更大，尤其是在较远的视角位置。

（三）实验方法

1. 被试

被试的筛选方法与实验1相同。实验6包括54名被试，每组18人，三组被试的测验成绩见表3-18。听障组和年龄匹配组的生理年龄 $\{t\ (17)=1.27,\ p=0.221,\ 95\%CI=[-0.17,\ 0.68]\}$ 和智力 $\{t\ (17)=$

0. 10，$p=0.919$，$95\% CI=[-6.31，6.96]$｝无显著差异。年龄匹配组被试平均每天玩游戏的时间是 0.53 小时（$SD=0.70$）。听障组和阅读能力匹配组的智力｛$t(17)=-0.26$，$p=0.798$，$95\% CI=[-8.70，6.79]$｝、阅读理解能力｛$t(17)=-0.40$，$p=0.691$，$95\% CI=[-2.07，1.41]$｝、阅读流畅性｛$t(17)=0.72$，$p=0.481$，$95\% CI=[-11.83，24.09]$｝和正字法意识｛$t(17)=1.55$，$p=0.140$，$95\% CI=[-0.45，2.89]$｝都没有显著差异。

表 3-18 实验 6 被试的基本信息 [M（SD）]

—	听障组	阅读能力匹配组	年龄匹配组
人数	18	18	18
年龄	17. 29（1. 90）	11. 28（0. 28）	17. 03（1. 44）
智力	58. 40（22. 16）	59. 36（19. 77）	58. 08（20. 07）
阅读理解能力（分）	9. 83（2. 79）	10. 17（2. 43）	—
阅读流畅性（字/分）	297. 00（132. 74）	290. 87（112. 59）	—
正字法意识（分）	43. 44（1. 62）	42. 22（2. 39）	—

2. 实验设计

实验 6 副中央凹眼动启动实验是 3 被试类型（听障组、年龄匹配组、阅读能力匹配组）×5 启动条件（无启动、1.5°无关字启动、1.5°重复字启动、4.5°无关字启动、4.5°重复字启动）的混合实验设计。其中，被试类型是被试间变量，启动条件是被试内变量。

3. 实验材料

从小学一至五年级语文课本（人教版）的生字表中，选取 168 个汉字，作为实验的真字目标字和无关启动字。其中，真字目标字 120 个，无关启动字 48 个，笔画数和字频信息见表 3-19。80%的真字目标字呈现之前会出现启动字，一半试次是无关字启动，另一半是重复字启动。真字目标字和对应的无关启动字，在字频｛$t(47)=-0.79$，$p=0.433$，$95\% CI=[-226.49，98.58]$｝和笔画数｛$t(47)=-1.23$，

$p=0.223$，$95\%CI=[-1.81，0.43]$上无显著差异。

假字目标字和对应的无关启动字，与实验4相同。从实验4的180对假字目标字—无关启动字中，随机选取48对，作为实验6的假字无关字启动试次。另外再随机选取72个假字，其中48个用作重复字启动试次，24个用于无启动字试次。

材料编制完成后，对其进行评定。①请天津市某聋人学校的三位老师，根据聋人被试的实际阅读水平，对真字试次的材料（真字目标字和对应的无关启动字）进行评定，确保纳入分析的168个汉字，聋生都能够准确识别。②请山西省临汾市某小学的23名四年级学生，对真字试次的168个汉字进行评定，使其满足小学四年级学生的阅读水平。③从福建省福州市某高校选取32名在校大学生，对48个真字目标字—无关启动字对的语音、字形和语义的相似程度，进行5点评定（1=非常不相似，5=非常相似）。评定结果显示，两类材料之间的相似性较低（语音：$M=1.42$，$SD=0.41$；字形：$M=1.33$，$SD=0.26$；语义：$M=1.16$，$SD=0.14$）。

表3-19 实验6真字试次材料的笔画数和字频 [M (SD)]

真字试次材料	笔画数	字频（次/百万）
真字目标字	8.48（2.29）	209.86（272.30）
真字的无关启动字	8.94（2.92）	272.71（406.91）

4. 实验设备和程序

实验采用SR Research公司生产的Eyelink 1000plus桌面式眼动仪，监控被试的眼动轨迹。实验程序由Experiment Builder编制，显示器的屏幕分辨率为1024×768，刷新率为120Hz，采样率为1000Hz。每个汉字以26磅宋体黑色字呈现，所占的像素大小为34.67px×34.67px，所占的视角为1°。实验开始时，向被试讲解指导语，并进行水平3点校准，校准偏差的平均值小于0.3°视角。实验过程中，被试需要将头固定在下颚托上，眼睛距离屏幕中央77cm。

将副中央凹启动范式和边界范式相结合，单个试次的实验流程如图3-10所示。每个试次开始时，首先对被试的眼动进行漂移校准，校准点位于屏幕中央。随后，在同一位置呈现注视点500ms。接下来，在副中央凹视野内，有80%的试次会呈现启动字80ms。启动字呈现的位置是随机的，可能在屏幕左侧，也可能在屏幕右侧。启动字呈现期间，在屏幕中央注视点的周围设置了无形的边界。被试需要始终注视屏幕中央的注视点，一旦眼跳越过边界，将会触发掩蔽刺激"※"。边界限定的区域是长方形，宽约占2°视角，中央注视点左右各1°，如图中虚线长方形所示。启动字消失后，出现20ms的后掩蔽刺激。其余20%的无启动字试次中，直接呈现注视点580ms，再呈现20ms的后掩蔽刺激，屏幕两侧没有启动字出现。最后，在屏幕中央出现目标字3000ms，要求被试判断目标字是真字还是假字。如果判断目标字是真字，则按F键；判断目标字是假字，则按J键。

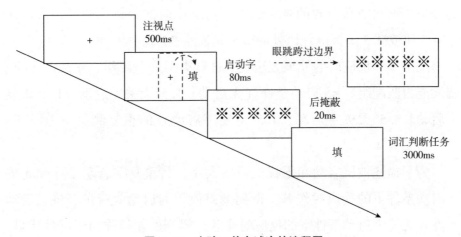

图3-10 实验6单个试次的流程图

（以右侧1.5°视角重复字启动条件为例）

练习实验20个试次。正式实验共240个试次，全部随机呈现。其中，含真字目标字试次120个，包括48个重复字启动试次、48个无关字启动试次和 24 个无启动字试次。每个视角条件各 48 个启动试次，屏幕左侧和右侧各 24 个。另外 120 个试次为假字目标字，在各个条件的试次数与真字目标字试次相同，呈现规则也相同。假字试次作为填充材料，不参与后续分析。因变量是被试判断真字目标字的准确率和反应时。

5. 数据处理方法

实验 6 的因变量是真字试次的准确率和反应时。在数据分析之前，需要对实验结果进行筛选和剔除。①使用 Data Viewer 软件，在启动字呈现时划置兴趣区。兴趣区位于屏幕正中央，宽 70px，约占 2°视角。若被试在兴趣区内的注视时间为 80ms，则说明在启动刺激呈现的同时，被试始终注视屏幕中央的注视点（中央凹），没有直接注视左侧或右侧的启动字，即启动字始终处于副中央凹视野，符合实验的要求。因此，剔除兴趣区内注视未满 80ms 的试次 5.80%，排除眼跳、眨眼和眼动追踪缺失等因素的影响，以保证实验数据准确有效。②对准确率的分析，纳入所有有效的真字试次。对反应时的分析，剔除错误试次 4.31%和被试 3 个标准差以外的极端试次 1.95%。

准确率和反应时的处理方法是 3 被试类型（听障组、年龄匹配组、阅读能力匹配组）×5 启动条件（无启动、1.5°无关字启动、1.5°重复字启动、4.5°无关字启动、4.5°重复字启动）的重复测量方差分析，其余与实验 4 相同。

为了描述被试启动和干扰效应的大小，将重复字启动条件和无关字启动条件下的反应时作差，得到的差值称为启动效应量。将无启动条件和无关字启动条件下的反应时作差，得到的差值称为干扰效应量。启动效应量和干扰效应量的处理方法是 3 被试类型（听障组、年龄匹配组、阅读能力匹配组）×2 视角距离（1.5°、4.5°）的重复测量方差分析。

（四）结果

1. 准确率

副中央凹眼动启动实验中，听障组、年龄匹配组和阅读能力匹配组被试的准确率结果见表 3-20。

表 3-20 实验 6 副中央凹眼动启动实验的准确率 [M（SD）]

被试类型	无启动	1.5°视角		4.5°视角	
		无关字	重复字	无关字	重复字
听障组	0.96（0.05）	0.92（0.06）	0.97（0.03）	0.92（0.06）	0.95（0.04）
年龄匹配组	0.98（0.03）	0.95（0.04）	0.99（0.02）	0.95（0.05）	0.95（0.04）
阅读能力匹配组	0.98（0.02）	0.95（0.05）	0.97（0.03）	0.95（0.06）	0.95（0.05）

准确率的重复测量方差分析结果显示，被试类型的主效应显著 F（2，51）= 4.00，p = 0.024，偏 η^2 = 0.14。听障组的准确率低于年龄匹配组 {t（51）= -2.79，p = 0.022，95%CI = [-0.04，0.00]，Cohen's d = 0.42}，阅读能力匹配组和其他两组被试的准确率差异不显著 {阅读能力匹配组—听障组：t（51）= 1.78，p = 0.244，95%CI = [-0.01，0.03]；阅读能力匹配组—年龄匹配组：t（51）= -1.02，p = 0.942，95%CI = [-0.03，0.01]}。

启动条件的主效应显著 F（4，204）= 10.86，p < 0.001，偏 η^2 = 0.18。事后检验分析发现，无启动和 1.5°重复字启动条件的准确率，大于 1.5°无关字、4.5°重复字和 4.5°无关字启动条件 {无启动-1.5°无关字：t（51）= 4.62，p < 0.001，95%CI = [0.01，0.05]，Cohen's d = 0.72；无启动-4.5°重复字：t（51）= 3.65，p = 0.006，95%CI = [0.01，0.05]，Cohen's d = 0.57；无启动-4.5°无关字：t（51）= 3.92，p = 0.003，95%CI = [0.01，0.06]，Cohen's d = 0.77；1.5°重复字-1.5°无关字：t（51）= 4.68，p < 0.001，95%CI = [0.01，0.06]，Cohen's d = 0.84；1.5°重复字-4.5°重复字：t（51）= 4.28，p = 0.001，95%CI = [0.01，0.05]，Cohen's d = 0.69；1.5°重复字-4.5°无关字：t（51）=

4. 89，$p<0.001$，$95\%CI=[0.02，0.06]$，Cohen's $d=0.89$｝。而无启动和 1.5°重复字启动条件的准确率差异不显著 ｛$t(51)=-0.84$，$p=1.000$，$95\%CI=[-0.02，0.01]$｝，1.5°无关字、4.5°重复字和 4.5°无关字启动条件之间的准确率差异也不显著 ｛1.5°无关字-4.5°重复字：$t(51)=0.74$，$p=1.000$，$95\%CI=[-0.03，0.02]$；1.5°无关字-4.5°无关字：$t(51)=0.27$，$p=1.000$，$95\%CI=[-0.02，0.03]$；4.5°重复字-4.5°无关字：$t(51)=0.96$，$p=1.000$，$95\%CI=[-0.02，0.04]$｝。被试类型和启动条件的交互作用不显著 $F(8，204)=0.89$，$p=0.514$。

2. 反应时

副中央凹眼动启动实验中，听障组、年龄匹配组和阅读能力匹配组被试的反应时结果见表 3-21。

表 3-21　实验 6 副中央凹眼动启动实验的反应时 ［ms/M（SD）］

被试类型	无启动	1.5°视角		4.5°视角	
		无关字	重复字	无关字	重复字
听障组	698（164）	728（189）	669（179）	705（155）	690（159）
年龄匹配组	779（113）	804（117）	749（134）	832（142）	799（114）
阅读能力匹配组	909（153）	963（156）	880（157）	981（186）	944（160）

反应时的重复测量方差分析结果显示，被试类型的主效应显著 $F(2，51)=11.84$，$p<0.001$，偏 $\eta^2=0.32$。阅读能力匹配组的反应时大于听障组和年龄匹配组 ｛阅读能力匹配组-听障组：$t(51)=4.83$，$p<0.001$，$95\%CI=[115.92，359.33]$，Cohen's $d=0.72$；阅读能力匹配组-年龄匹配组：$t(51)=2.90$，$p=0.016$，$95\%CI=[21.05，264.45]$，Cohen's $d=0.43$｝，听障组和年龄匹配组的反应时没有显著差异 $t(51)=-1.93$，$p=0.178$，$95\%CI=[-216.58，26.83]$。

启动条件的主效应显著 $F(4，204)=20.09$，$p<0.001$，偏 $\eta^2=0.28$。无启动条件的反应时小于两个无关字启动条件 ｛无启动-1.5°无

关字：t（51）= -3.84，p = 0.003，95% CI = [-64.13，-8.58]，
Cohen's d = 0.73；无启动-4.5°无关字：t（51）= -4.68，$p<0.001$，
95% CI = [-71.39，-16.36]，Cohen's d = 0.88}，出现了干扰效应。
1.5°重复字启动条件的反应时小于其他四个启动条件 {1.5°重复字-无
启动：t（51）= -3.63，p = 0.007，95% CI = [-53.00，-5.62]，
Cohen's d = 0.59；1.5°重复字-1.5°无关字：t（51）= -7.00，$p<0.001$，
95% CI = [-93.20，-38.14]，Cohen's d = 1.32；1.5°重复字-4.5°重复
字：t（51）= -4.54，$p<0.001$，95% CI = [-73.90，-15.87]，Cohen's
d = 0.90；1.5°重复字-4.5°无关字：t（51）= -7.24，$p<0.001$，95% CI =
[-102.83，-43.53]，Cohen's d = 1.47}，4.5°重复字启动条件的反应
时小于4.5°无关字启动条件 {t（51）= -3.16，p = 0.026，95% CI =
[-54.57，-2.04]，Cohen's d = 0.57}，出现了启动效应。

被试类型和启动条件的交互作用边缘显著 F（8，204）= 1.82，p =
0.081，偏 η^2 = 0.07。简单效应分析发现，在所有被试群体中，不同启
动条件下的反应时都存在显著差异 {听障组：F（4，51）= 4.22，p =
0.005，偏 η^2 = 0.25；年龄匹配组：F（4，51）= 6.18，$p<0.001$，偏
η^2 = 0.33；阅读能力匹配组：F（4，51）= 10.95，$p<0.001$，偏 η^2 =
0.46}。在五种启动条件下，不同被试之间的反应时都存在显著差异
{无启动：F（2，51）= 9.69，$p<0.001$，偏 η^2 = 0.28；1.5°无关字：
F（2，51）= 10.60，$p<0.001$，偏 η^2 = 0.29；1.5°重复字：F（2，51）=
8.26，$p<0.001$，偏 η^2 = 0.25；4.5°无关字：F（2，51）= 13.01，$p<$
0.001，偏 η^2 = 0.34；4.5°重复字：F（2，51）= 13.74，$p<0.001$，偏
η^2 = 0.35}。

为了更直接地测量三组被试启动和干扰效应的大小，描述其随视
角距离的变化趋势，接下来将对被试的启动效应量和干扰效应量进行
分析。副中央凹眼动启动实验中，听障组、年龄匹配组和阅读能力匹
配组被试的启动/干扰效应量结果见表3-22和图3-11。

表 3-22　实验 6 副中央凹眼动启动实验的启动/干扰效应量［ms/M（SD）］

被试类型	1.5°视角		4.5°视角	
	启动效应量	干扰效应量	启动效应量	干扰效应量
听障组	59（52）	29（74）	15（26）	7（48）
年龄匹配组	55（62）	25（67）	32（50）	53（61）
阅读能力匹配组	83（88）	54（67）	37（99）	72（91）

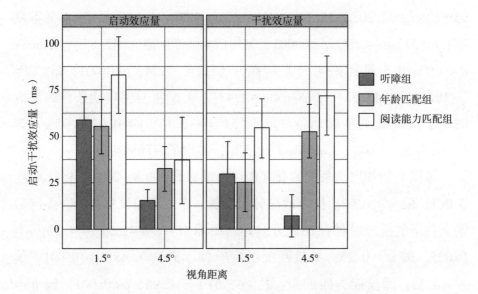

图 3-11　实验 6 副中央凹眼动启动实验的启动/干扰效应量

启动效应量的重复测量方差分析结果显示，被试类型的主效应不显著 $F_{(2, 51)}=1.29$，$p=0.285$。视角距离的主效应显著 $F_{(1, 51)}=7.25$，$p=0.010$，偏 $\eta^2=0.13$。1.5°视角条件下的启动效应量大于 4.5°视角。被试类型和视角距离的交互作用不显著 $F_{(2, 51)}=0.28$，$p=0.754$。

干扰效应量的重复测量方差分析结果显示，被试类型的主效应边缘显著 $F_{(2, 51)}=2.66$，$p=0.080$，偏 $\eta^2=0.10$。听障组的干扰效应量小于阅读能力匹配组 $\{t_{(51)}=-2.31$，$p=0.076$，$95\%\ CI=[-92.76, 3.31]$，Cohen's $d=0.54\}$，年龄匹配组和其他两组被试的干扰效应量差异不显著 ｛年龄匹配组—听障组：t（51）= 1.07，p = 0.875，95%CI = [-27.36，68.71]；年龄匹配组—阅读能力匹配组：t（51）= -1.24，p = 0.662，95%CI = [-72.09，23.98]｝。视角距离的主效应不显著 F（1，51）= 0.54，p = 0.464。被试类型和视角距离的交互作用不显著 F（2，51）= 2.22，p = 0.119。

（五）讨论

实验 6 将副中央凹启动范式和边界范式结合，操纵副中央凹启动字和中央凹目标字之间的关系和视角距离，以同时考察听障人群视觉功能补偿现象对其词汇识别过程的促进作用和干扰作用能够在多大的范围内发生。预期听障读者的副中央凹重复启动效应和干扰效应会大于其他两组健听读者，尤其是在较远的视角位置。促进作用的结果分析发现：①相比无关字启动条件，在重复字启动条件下，目标字的反应时更短，出现了副中央凹重复启动效应；②1.5°视角条件下的启动效应量大于 4.5°视角；③三组被试的启动效应量没有明显差异。干扰作用的结果分析发现：①相比无启动条件，无关字启动条件下的目标字反应时更长且准确率更低，出现了副中央凹干扰效应；②1.5°视角和 4.5°视角条件下的干扰效应量没有差异；③听障组的干扰效应量小于阅读能力匹配组。总结来看，从促进和干扰两个侧面都没有发现听障人群的副中央凹视觉功能补偿现象，结果与预期不符。

对不同视角条件下的启动效应量进行分析发现，随着启动字和目标字之间视角距离的增加，被试的副中央凹重复启动效应降低，与掩蔽重复启动效应的整合假说和注意假说的观点吻合（Marzouki et al.，2008）。此外，三组被试的副中央凹启动效应没有显著差异，没有发现听障人群的副中央凹视觉功能补偿现象。比较实验 4 和实验 6 副中央凹启动效应的结果发现，由于实验 4 副中央凹启动字的呈现时间较短（80ms），所以引入眼动追踪技术以后没有影响实验的主要结论，依旧没有发现听障人群视觉功能补偿现象对其中央凹词汇识别的促进作用。

关于"视觉注意资源的分配要求"对实验结果的影响，详见实验4的讨论部分。

分析不同视角和不同被试的干扰效应量发现，在1.5°视角和4.5°视角条件下都出现了副中央凹干扰效应，但是干扰效应的大小不会随视角距离而变化。而且，听障组的副中央凹干扰效应小于阅读能力匹配组，不支持听障人群副中央凹视觉功能补偿现象的存在。比较实验5和实验6副中央凹干扰效应的结果发现，控制了副中央凹视野内无关干扰字的位置和呈现时间以后，听障人群的"副中央凹视野优势"消失，未能重复实验5和前人Flanker范式的实验结果（刘璐，2017；陶佳雨，2020；Dye et al.，2007；Sladen et al.，2005；Tao et al.，2019）。所以，实验5虽然发现听障组的干扰效应大于年龄匹配组，但这可能是多种因素共同作用的结果，而不仅仅是听障人群的视觉注意资源分布或外源注意的捕获能力存在优势。可能的影响因素有被试的加工策略、对干扰字的多次注视和识别，以及干扰字和目标字的信息整合能力等。实验6听障组和阅读能力匹配组的干扰效应存在差异，这说明小学生对副中央凹视野内无关启动字的抑制能力比较差，而听障读者能够根据实验任务的要求，将更多的视觉注意资源集中到中央凹视野，以中央凹目标字判断任务为主（Prasad et al.，2017）。

总结来看，实验6从听障人群视觉功能补偿现象的促进作用和干扰作用两个侧面入手，都没有发现听障人群的副中央凹视觉功能补偿现象，与前人视知觉任务和词汇识别任务中的"双刃剑"式补偿结果不同。一方面，实验刺激的呈现方式，会造成实验结果的混淆。另一方面，实验任务对视觉注意资源的分配要求（Bavelier et al.，2000；Prasad et al.，2017），可能会影响听障人群视觉注意资源的分布模式，进而影响其视觉功能补偿现象的发生区域。

四、研究二：讨论

为了探究听障人群视觉功能补偿现象对其词汇识别过程的促进作用和干扰作用能够在多大的范围内发生，研究二采用副中央凹启动范式和 Flanker 范式，操纵副中央凹视野内启动字或无关干扰字与中央凹目标字之间的视角距离，以比较被试在不同视角条件下的副中央凹重复启动效应和干扰效应。预期听障组的启动效应和干扰效应会大于其他两组健听读者，尤其是在较远的视角位置。但是，研究二从促进和干扰两个侧面入手，都没有发现听障人群的副中央凹视觉功能补偿现象，与预期不符。下文将对此进行解释和讨论。

（一）补偿与视觉注意资源的分配要求

前人在视知觉任务和词汇识别任务中都发现，听障人群的视觉功能补偿现象对其中央凹目标刺激的识别过程是一把"双刃剑"。补偿不仅会放大副中央凹视野内无关刺激对中央凹目标刺激的干扰作用（刘璐，2017；陶佳雨，2020；Bosworth & Dobkins，2002a；Q. Chen et al.，2010；Dye，2016；Dye et al.，2007；Dye & Hauser，2014；T. V. Mitchell & Quittner，1996；Proksch & Bavelier，2002；Sladen et al.，2005；Tao et al.，2019），也会放大副中央凹视野内有效刺激对中央凹目标刺激的促进作用（刘璐，2017；Prasad et al.，2017）。但是，研究二发现听障读者和健听读者的副中央凹重复效应和干扰效应没有差异，不支持听障人群副中央凹视觉功能补偿现象的存在。其中，除了刺激呈现时间的影响以外（刘璐，2017；陶佳雨，2020；Dye et al.，2007；Sladen et al.，2005；Tao et al.，2019），最主要的原因是实验任务对视觉注意资源的分配要求不同（Prasad et al.，2017）。

以 Proksch 和 Bavelier（2002）的研究为例。研究采用修订后的反应竞争范式（response competition paradigm），以中央注视点为圆心，设置一个环形的目标区域，圆环的直径约占 2.1°视角。被试需要始终注视屏幕中央，对圆环上的几何图形进行分辨，以判断目标刺激（如黑色方块）是否出现在圆环上。同时，尽可能地忽视中央凹和副中央凹视野内的分心刺激。分心刺激既可能出现在屏幕左侧，也可能出现在屏幕右侧。中央凹的分心刺激距离注视点 0.5°视角，副中央凹的分心刺激距离注视点 4.2°视角。如果分心刺激和目标刺激不相同，则会干扰目标刺激的判断过程，使得被试的反应时增加，出现干扰效应。结果发现，中央凹分心刺激对健听被试的干扰作用更大，而副中央凹分心刺激对听障被试的影响更大。Chen 等（2010）也重复了这个结果。基于此，Proksch 和 Bavelier（2002）认为，听觉信息缺失导致听障人群将更多的视觉注意资源分配至副中央凹和边缘视野，进而在中央凹以外的视野表现出视觉功能补偿现象。

需要指出的是，Proksch 和 Bavelier（2002）的实验中，目标刺激始终位于副中央凹视野（2.1°视角），所以根据实验任务的要求，被试需要将视觉注意资源集中到副中央凹，以完成判断任务。在这种情况下，发现了听障人群的副中央凹视觉功能补偿现象。而实验 4 和实验 6 的启动范式，要求被试对中央凹视野的目标字进行判断，视觉注意资源需要集中到中央凹，而不是副中央凹视野（Marzouki et al.，2008）。此时，相比阅读能力匹配的健听读者，在听障群体中，副中央凹视野无关字引起的干扰作用更小，表现出对中央凹词汇判断任务的偏向。

Prasad 等（2017）认为，实验任务对视觉注意资源的分配要求，可能是导致听障人群视觉功能补偿现象的发生区域存在差异的原因。这个观点也得到了其他研究者的验证和支持（Bavelier et al.，2000；Prasad et al.，2017）。若实验任务要求被试将注意资源集中于副中央凹和边缘视野，则听障人群能够在副中央凹和边缘视野表现出增强。如果实验任务降低"将视觉注意资源分配至副中央凹/边缘视野"的要求，则听障人群的副中央凹/边缘视野优势消失。由此来看，听障人群能够根据实验任务的要求，灵活弹性地分配视觉注意资源（Dye，2016；Dye，Hauser et al.，2009）。实验任务要求被试将视觉注意资源集中分配至副中央凹和边缘视野，可能是听障人群副中央凹视觉功能补偿现象发生的前提条件之一。

（二）词汇识别中的副中央凹—中央凹关系

在阅读领域，有不少研究者采用副中央凹启动范式和 Flanker 范式，通过操纵副中央凹刺激和中央凹目标刺激之间的关系，来考察读者对副中央凹信息的预视加工能力（Khelifi et al.，2015，2017），以及副中央凹预视信息对中央凹目标刺激的影响（Grainger et al.，2014；Snell et al.，2017，2018；Snell & Grainger，2018），即副中央凹—中央凹效应。除了词汇识别任务外，在自然句子阅读过程中，借助阅读的眼动研究范式，也可以用来探讨副中央凹预视信息和中央凹词汇加工的关系。而词汇识别任务和句子阅读任务，对读者视觉注意资源的分配要求不同（Khelifi et al.，2015）。在句子阅读过程中，读者的注视落点位置和视觉注意资源，需要从左往右依次分配给不同的文本。而且，副中央凹视野内的预视信息，对于流畅地阅读和理解句子语义非常重要（Schotter et al.，2012）。所以，读者必须向副中央凹视野内的文本分配视觉注意资源，以对其进行预视加工。而在单个词汇的识别任务中，视觉注意资源的分配仅限于中央凹的目标字。这可能会造成两类任务中听障人群的实验结果有所不同。

已有研究发现，在句子阅读过程中，由于较高的副中央凹视觉注意要求，听障读者能够表现出稳定的副中央凹视觉功能补偿现象。相比阅读能力匹配的健听读者，听障读者对副中央凹视野内的文本信息加工效率更高（刘璐，闫国利，2018），能够更快地获得词 N+1 的语义信息（Yan et al.，2015）。那么，这种高效的副中央凹信息加工能力，能否促进其中央凹目标字的识别？研究三将以副中央凹—中央凹重复效应为载体，探索听障人群的副中央凹视觉功能补偿现象对其中央凹目标词识别的促进作用，能否反映在自然句子阅读过程。预视词N+1的类型，与实验4副中央凹启动字的类型一致。如果研究三发现听障人群视觉功能补偿现象对其副中央凹—中央凹重复效应的补偿作用，则再次验证了听障人群的视觉功能补偿现象会受到实验任务对视觉注意资源分配要求的影响。

第三节 听障人群句子阅读任务中的 视觉功能补偿现象

听障人群视觉功能补偿现象不仅会影响低水平的视知觉任务，也会影响高水平的阅读任务（Dye et al.，2008）。在句子阅读过程中，听障人群视觉功能补偿现象的一种表现形式是，相比阅读能力匹配的健听读者，听障人群对副中央凹视野内文本信息的加工效率更高（刘璐，闫国利，2018；邱倚璿，吴铭达，2013；闫国利，陶佳雨等，2019；Bélanger et al.，2013；Yan et al.，2015）。Yan 等（2015）采用边界范式，在早期眼动指标上，发现了汉语听障读者的语义预视效应；而在晚期眼动指标上发现了听障读者的语义预视代价，以及健听读者的语义预视效应。随后，刘璐和闫国利（2018）采用消失文本范式发现，当副中央凹视野的词 N+1 呈现 40ms 消失后，不会影响听障读者的副中央凹词汇通达，但是会对阅读水平相当的健听读者造成干扰。因此，在句子阅读过程中，听障读者存在副中央凹视觉功能补偿现象。

那么，听障人群在副中央凹视野内表现出的视觉功能补偿现象如何影响其中央凹的信息加工过程？在视知觉任务和词汇识别任务中均发现，副中央凹视野内的有效刺激会促进中央凹目标刺激的加工。而听障人群的视觉功能补偿现象会使其受到的促进作用更大（刘璐，2017；Prasad et al.，2017）。刘璐（2017）采用副中央凹启动范式，在 3° 视角上设置字形相似的启动字，要求被试对中央凹的目标字进行词汇判断。结果发现，听障被试的启动效应明显大于健听被试。

但是，在句子阅读过程中，尚无文献直接探讨听障人群的副中央凹视觉功能补偿现象对中央凹加工过程的影响。在视知觉任务和词汇识别任务中发现的听障人群视觉功能补偿现象，对其中央凹加工过程的促进作用能否反映在句子阅读水平？对于阅读过程而言，中央凹的词汇通达比副中央凹的预视加工更为重要（Rayner & Bertera，1979）。而且，在汉语句子阅读过程中，字与字之间没有空格，汉字排列紧密，读者更容易从注视点右侧的汉字提取信息。因此，研究三将操纵副中央凹词 N+1 和中央凹词 N 之间的关系，以探究听障读者句子阅读过程中的副中央凹视觉功能补偿现象能否促进其中央凹的词汇识别过程。

在阅读过程中，中央凹目标词的注视时间会受到副中央凹视野内单词特性的影响，这种现象称为 POF 效应（Drieghe，2011）。其中，最为稳定的是 POF 重复效应（Angele et al.，2013；Mirault et al.，2020），即副中央凹和中央凹呈现的词相同（重复呈现词 N）。研究者常用 POF 重复效应来探究，在句子阅读过程中，读者的词汇加工方式是序列加工还是平行加工（胡笑羽等，2010）。Dare 和 Shillcock（2013）以健听的英语母语大学生为被试，采用边界范式，设置不同的预视条件。结果发现，与无关词预视条件相比，在重复词预视条件下，词 N 的注视时间更短。随后，胡笑羽等（2013）在汉语母语读者中重复了上述结果。也有研究者发现了与之相关的电生理证据（Mirault et al.，2020）。

听障读者作为特殊群体，存在视觉功能补偿现象，这种现象可能会影响其 POF 重复效应的大小或发生时间。Dare 和 Shillcock（2013）认为，POF 重复效应与副中央凹启动效应的原理相似，当副中央凹预视词与中央凹目标词相关时，会促进目标词的识别。结合听障读者副中央凹启动实验的结果来看（刘璐，2017；Prasad et al.，2017），预计听障读者的 POF 重复效应会大于健听读者。而现有句子阅读实验的结果表明，听障读者对副中央凹视野内文本信息的加工效率更高（刘璐，闫国利，2018；Yan et al.，2015）。基于此，预期听障读者能够更快地获得词 N+1 的信息，并将其与词 N 的信息进行整合，即听障读者的 POF 重复效应出现得更早。

综上，为了探讨听障人群句子阅读过程中的副中央凹视觉功能补偿现象对其中央凹加工过程的影响，研究三将采用边界范式（胡笑羽等，2010），在自然阅读的状态下，操纵目标词 N 和词 N+1 之间的关系，测量听障读者的 POF 重复效应。另外，为了排除阅读技能和发展因素对实验结果的影响，参照刘璐和闫国利（2018）的被试匹配方法，设置三组被试，分别是听障组、阅读能力匹配组和生理年龄匹配组健听者。由于听障人群的副中央凹视野优势（刘璐，2017；刘璐，闫国利，2018；Yan et al.，2015），我们预期：①相比阅读能力匹配组，听障组的 POF 重复效应更大或者出现得更早；②相比年龄匹配组，听障组的阅读水平较低，而视觉功能补偿现象能够在一定程度上弥补这种不足（闫国利等，2021），使得两组被试的 POF 重复效应没有差异。

一、实验 7：听障人群句子阅读中的 POF 重复效应——眼动证据

（一）实验目的

通过 POF 重复效应，来判断听障人群的副中央凹视觉功能补偿现象对其中央凹词汇识别过程的促进作用，能否反映在句子阅读水平。

（二）实验假设

如果听障人群的视觉功能补偿现象对其中央凹词汇识别过程的促进作用，能够反映在句子阅读水平，则：①相比阅读能力匹配组，听障组的 POF 重复效应更大或者出现得更早；②相比年龄匹配组，听障组的阅读水平较低，而视觉功能补偿现象能够在一定程度上弥补这种

不足，使得两组被试的 POF 重复效应没有差异。反之，如果听障人群的视觉功能补偿现象对其中央凹词汇识别过程的促进作用，无法反映在句子阅读水平，则听障组和阅读能力匹配组的结果无差异，且都小于年龄匹配组。

（三）实验方法

1. 被试

被试的筛选方法与实验 1 相同。经过筛选和测验，实验 7 最终包括 54 人，每组 18 名被试，三组被试的测验成绩见表 3-23。听障组和年龄匹配组被试的生理年龄 $\{t(17)=0.84，p=0.413，95\%CI=[-0.29，0.67]\}$ 和智力 $\{t(17)=0.13，p=0.897，95\%CI=[-3.04，3.44]\}$ 均无显著差异。年龄匹配组健听读者平均每天玩游戏的时间是 0.47 小时（$SD=0.55$）。听障组和阅读能力匹配组被试的阅读理解能力 $\{t(17)=0.72，p=0.479，95\%CI=[-1.28，2.61]\}$、阅读流畅性 $\{t(17)=-0.41，p=0.688，95\%CI=[-23.21，15.69]\}$、正字法意识 $\{t(17)=0.12，p=0.904，95\%CI=[-3.61，4.05]\}$ 和智力 $\{t(17)=0.71，p=0.486，95\%CI=[-4.88，9.85]\}$ 均没有显著差异。

表 3-23　实验 7 被试的基本信息 $[M(SD)]$

—	听障组	阅读能力匹配组	年龄匹配组
人数	18	18	18
年龄	16.55 (2.06)	10.06 (0.33)	16.36 (1.52)
智力	59.12 (24.56)	56.64 (17.27)	58.92 (23.42)
阅读理解能力（分）	10.33 (2.14)	9.67 (3.01)	—
阅读流畅性（字/分）	310.33 (142.90)	314.09 (124.40)	—
正字法意识（分）	40.22 (5.35)	40.00 (4.10)	—

2. 实验设计

实验 7 句子阅读实验是 3 被试类型（听障组、年龄匹配组、阅读能力匹配组)×3 预视条件（重复字预视、等同字预视、无关字预视）的混合实验设计。其中，被试类型是被试间变量，预视条件是被试内变量。

3. 实验材料

实验的填充句选自闫国利等（2021），共 30 句，句长 18 个字，适合三组被试的阅读水平。正式实验句共 129 句，具体的编制步骤如下：

（1）选取目标词 N。从小学一至五年级语文课本（人教版）的生字表中，选取足量的汉字，作为实验句的目标词 N。选取时，仅挑选具备名词词性的汉字，并剔除笔画数较多的汉字。

（2）初步编制。请四位心理学专业的研究生进行初步编制，编制要求有：①实验句的词 N 都是单字名词，即词 N 与前后相邻的字都不能组成词❶；②词 N+1 都是高频的单字动词；③目标词尽量位于句子的中间位置，如第 7、第 8 或第 9 个字，在句首和句尾的 5 个字上不放置目标词；④将句子的长度控制在 14~18 个字，避免专业性太强的语句和口语语句，保证句子的内容简单且通俗易懂，以满足小学被试的阅读水平。

（3）聋校教师评定。初步编制完成后，请天津市某聋人学校的两位老师，根据听障被试的实际阅读水平，勾选出学生可能不认识的汉字，同时标记出难度较大的句子，确保实验句符合绝大多数聋生被试的阅读水平。

（4）健听小学生评定。根据聋校教师的意见修改完成后，对实验句的难度、通顺性和合理性进行评定。从山西省临汾市某小学随机选取两组四年级的学生，第一组 44 人，第二组 31 人。请他们根据自己的实际情况，分别对句子的难度（1=非常简单，5=非常难）和通顺性（1=非常不通顺，5=非常通顺）进行 5 点评定。另外，再从天津市某小学选取 98 名四年级学生，对词 N 的预测性进行评定❷。预测性评

---

❶ 字 N 和字 N-1 或字 N+1 组合以后，在《现代汉语词典》和《现代汉语语料库词频表》中没有收录。

❷ 由于实验材料较多，为了保证评定效果，将所有的实验材料分成两份（难度和通顺性）或三份（预测性），按照自然班发放，每个班只评定其中一份材料。文中报告的评定人数，是两组或三组学生的总人数。

定采用句子补全任务，要求被试在前半句话的基础上，写出他/她最先想到的字或者词。参与评定任务的学生均不参与后续的正式实验。根据上述评定结果，剔除难度较大、通顺性较差或者目标词预测性较高的句子，确保实验句的难度合理（$M=1.76$，$SD=0.53$），通顺性较高（$M=3.74$，$SD=0.49$），且词 N 的预测性较低（$M=0.03$，$SD=0.05$）。此时，实验句原句编制完成。

（5）选取无关预视字。在词 N+1 的位置上，可能会呈现三种预视字，分别是重复字（repetition）、等同字（identical）和无关字（unrelated）。重复字是原句中的词 N，等同字是原句中的词 N+1。从小学一至五年级语文课本（人教版）的生字表中，再次选取足量具备名词词性的汉字作为无关预视字。重复字、无关字和等同字之间的笔画数无显著差异 $\{F_{(2, 256)}=0.02$，$p=0.931\}$，而字频存在显著差异 $F_{(2, 256)}=55.24$，$p<0.001$，$\eta^2=0.30$。等同字的字频显著高于重复字 $\{t_{(128)}=7.44$，$p<0.001$，$95\%CI=[1470.45，2894.42]$，Cohen's $d=0.80\}$ 和无关字 $\{t_{(128)}=7.43$，$p<0.001$，$95\%CI=[1470.02，2895.63]$，Cohen's $d=0.80\}$，而重复字和无关字的字频无显著差异 $\{t_{(128)}=0.19$，$p=1.000$，$95\%CI=[-4.48，5.26]\}$。后续数据分析时，需要将词 N+1 的字频作为协变量纳入分析。重复字、等同字和无关字的笔画数和字频描述性统计结果，见表 3-24。

表 3-24　预视字的笔画数和字频 $[M (SD)]$

一	重复字（词 N）	等同字	无关字
笔画数	8.85（3.09）	8.90（2.59）	8.91（2.92）
字频（次/百万）	267.05（404.14）	2449.48（3368.77）	266.66（396.37）

4. 实验设备和程序

实验采用 SR Research 公司生产的 Eyelink 1000plus 桌面式眼动仪，监控被试的眼动轨迹。实验程序由 Experiment Builder 编制，显示器的屏幕分辨率为1024×768，刷新率为120Hz，采样率为1000Hz。每个汉字以28磅宋体黑色字呈现，所占的像素大小为37px×37px，所占的视角为1.3°。实验开始时，向被试讲解指导语，并进行水平3点校准，校准偏差的平均值小于0.3°。实验过程中，被试需要将头固定在下颚托上，眼睛始终注视屏幕，并保持距离63cm。

采用边界范式，具体的实验条件如图3-12所示。在词N和词N+1之间，设置无形的边界。当被试注视边界之前的汉字时，在词N+1的位置上，可能会呈现三种预视字：词N（姜）、原句的词N+1（能）和无关字（铅）。这三种预视字分别表示：重复字预视条件、等同字预视条件和无关字预视条件。当被试眼跳越过边界时，边界后的字重新变回原句的词N+1（能）。

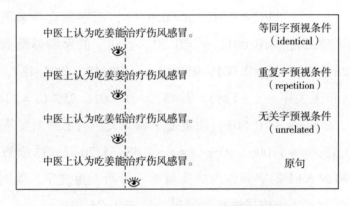

图3-12 实验7的实验材料和实验条件示例

每个试次开始时，首先对被试的眼动进行漂移校准，校准点位于屏幕的左侧，与实验材料的第一个字位置重合。随后，要求被试认真默读句子，并理解其语意。读完句子以后，按空格键进入下一页。正式实验包括129个实验句和30个填充句，其中38个句子的后面会出现一个问题句，问题句占比为23.90%。被试需要判断，问题句和实验句/填充句的大意是否相同。如果判断相同，则按F键；判断不相同，则按J键。"是"反应和"否"反应的试次数相等。正式实验之前，还有 10 个练习句，使被试尽快地熟悉实验流程。为了平衡实验句和实验条件的匹配关系，采用拉丁方设计，共编制三套程序，每个被试只接受其中一套程序。

5. 数据处理方法

眼动指标。将词 N 和词 N+1 位置作为目标兴趣区，以分析词 N 的 POF 重复效应和词 N+1 的预视效应。纳入分析的眼动指标有：首次注视时间（first fixation duration，FFD）、凝视时间（gaze duration，GD）、总注视时间（total reading time，TRT）、回视入比率（regression‐in probability，RIP）或回视出比率（regression‐out probability，ROP；Angele et al.，2013；Wang et al.，2021）。首次注视时间是指在第一遍阅读过程中，某个兴趣区内第一个注视点的注视时间，该指标能够有效地反映词汇通达的早期加工阶段。凝视时间是指在第一遍阅读过程中，某个兴趣区内所有注视点的注视时间之和。如果在第一遍阅读过程中，某个兴趣区内有且只有一次注视，则该兴趣区的凝视时间和首次注视时间相等。因此，凝视时间也能够反映早期词汇通达阶段，但是与首次注视时间相比，凝视时间还包括兴趣区内的回视，即对兴趣区内文本信息的加工遇到困难时，再次注视该兴趣区。总注视时间是指某个兴趣区内所有注视点的注视时间之和，该指标既包括词汇通达的早期加工阶段，也包括晚期加工阶段，因此能够反映读者对兴趣区内文本信息的整体加工。除时间指标以外，为了更完整地解释三组被试之间的差异，还计算了词 N 的回视入比率和词 N+1 的回视出比率。回视入比率是指在阅读过程中，从右侧区域回视到当前兴趣区的比率。回视出比率是指在第一遍阅读过程中，从当前兴趣区引发向左回视的比率，不包括兴趣区内回视（闫国利等，2013）。回视入比率和回视出比率能够反映语义整合或错误纠正等晚期加工阶段的阅读情况。此外，这两个指标都是用 0 和 1 标记的二分变量，1 表示回视现象发生，0 表示回视没有发生。

数据剔除。在数据分析之前，需要对异常数据进行剔除，剔除步骤和标准如下。①在 Data Viewer 软件中，剔除练习和填充试次，剔除注视时间小于 80ms 或大于 1200ms 的注视点；②剔除因咳嗽、打喷嚏或操作不当等原因❶导致眼动记录缺失的试次 1.35%；③剔除边界变化不合理的试次 10.51%，如由微眼跳（hook）、眨眼或向左眼跳诱发边界变化的试次；④剔除边界后图片延迟呈现的试次。由于词 N+1 的眼动结果均会受到边界后图片延迟呈现的影响，因此对词 N+1 的注视时间和回视出比率进行分析时，要选用比较严格的剔除标准，将边界后图片呈现时间延迟 9ms 以上的试次剔除（Angele et al.，2013），共剔除 6.34% 的试次。词 N 的第一遍阅读发生在边界之前，所以词 N 的第一遍阅读相关指标不会受到边界后图片延迟呈现的影响。但是，边界后图片延迟呈现的时间过长，意味着该试次可能存在问题。为了保证试次有效，在分析词 N 的首次注视时间和凝视时间指标时，选取比较宽松的剔除标准，将边界后图片呈现时间延迟 25ms 以上的试次剔除（Angele et al.，2013），共剔除 0.55% 的试次。词 N 的总注视时间包含第二遍阅读的注视时间，回视入比率也涉及边界后的句子加工，因此分析这两个指标时，剔除标准与词 N+1 的标准一致；⑤分析时间指标时，计算每个被试的标准差，剔除 2.5 个标准差以外的极端试次，平均剔除试次 1.72%。

分析软件。采用 R 软件（4.1.1 版本；R Core Team，2021）的 lme4 软件包（1.1-27.1 版本；Bates et al.，2015），对时间指标进行线性混合模型（linear mixed models，LMM）分析，对二分变量进行广义线性混合模型（generalized linear mixed models，GLMM）分析，并采用 lmerTest 软件包（3.1-3 版本；Kuznetsova et al.，2017）计算 p 值。将时间指标进行 log 转化，以满足 LMM 的正态化假设。报告的结果有

---

❶ 造成眼动记录异常的原因：被试身体动，手动，误碰键盘，咳嗽，打喷嚏，中途被干扰，长时间闭眼，句首无注视点，只读前一半或后一半，主试操作不当等。

回归系数 β、标准误 SE、p 值、t 值（时间指标）或 z 值（回视入比率和回视出比率）。

模型信息。第一个线性混合模型的固定效应（fixed effect）是被试类型和预视条件，交叉随机效应（crossed random effects）是被试和项目，词 N+1 的字频是协变量。为了分析健听控制组被试和听障被试之间的差异，将听障组视为基线，在三组被试之间设置两对连续比较，即听障组—年龄匹配组和阅读能力匹配组—听障组。同理，为了计算被试的 POF 重复效应和预视效应，将无关字预视条件当作基线，在三种预视条件之间设置两对连续比较，即无关字预视—重复字预视和等同字预视—无关字预视。分析词 N 的眼动结果时，无关字预视和其他两种预视条件之间的差异，都可称为 POF 效应（Dare & Shillcock，2013）。其中，POF 重复效应是指重复字和无关字预视条件的比较（Mirault et al.，2020）。全模型包括最大随机效应结构（maximal random effects structure），即随机斜率（random slope）和随机截距（random intercept）。若全模型无法拟合，则逐步删减随机效应，并通过似然比检验（likelihood ratio test）确定拟合度最高的模型。

第一个模型分析了不同被试和不同预视条件之间的差异，为了作进一步的简单效应分析，参照前人研究（刘璐，闫国利，2018；闫国利，陶佳雨等，2019；闫国利等，2021），重新构建一个模型，将预视条件当作固定效应，单独比较每组被试在不同预视条件之间的差异。第二个模型的结果不仅能够解释交互作用发生的原因，还能够计算每组被试的 POF 效应和预视效应，为被试之间的差异提供更丰富的数据支持。

LMM 优势。在阅读任务中，每个被试需要阅读大量的实验材料，得到的数据量较大，结构复杂，而且实验结果包括被试和项目两个方面的变异来源。与传统的方差分析法相比，LMM 分析能够更好地满足阅读眼动研究的数据分析需求（Baayen et al.，2008）。首先，前者是以平均数来做统计，如被试或项目的平均值，这可能会造成数据的损耗，尤其是不平衡的实验设计。而 LMM 会将所有的原始数据纳入模型中进行统计，数据的利用率更高。其次，考虑到被试和项目两个误差来源，方差分析需要分别进行统计，而被试分析 F1 和项目分析 F2 的结果并非完全一致，这使得对结果的解释比较困难。LMM 能够将被试和项目视为交叉随机效应，同时纳入模型进行计算，最后得到唯一可靠的结果，便于解释。

（四）结果

听障组、年龄匹配组和阅读能力匹配组被试，问题句判断的准确率分别为 90%、95% 和 93%。被试类型的主效应显著 F（2，51）= 4.79，$p = 0.012$，$\eta^2 = 0.16$。听障组的准确率低于年龄匹配组 $\{t$（51）= -3.07，$p = 0.010$，$95\% CI = [-0.08, -0.01]$，Cohen's $d = 1.02\}$，而阅读能力匹配组和其他两组读者的差异不显著 $\{$阅读能力匹配组—听障组：t（51）= 1.88，$p = 0.197$，$95\% CI = [-0.01, 0.06]$；阅读能力匹配组—年龄匹配组：t（51）= -1.19，$p = 0.721$，$95\% CI = [-0.05, 0.02]\}$。

1. 词 N

在不同预视条件下，三组被试对词 N 的注视时间及回视入比率的描述性统计结果见表 3-25 和图 3-13。

表 3-25 实验 7 词 N 的眼动结果 $[M (SD)]$

被试类型	预视条件	首次注视时间（ms）	凝视时间（ms）	总注视时间（ms）	回视入比率
听障组	重复字	255（88）	270（107）	491（329）	0.41（0.49）
	等同字	253（95）	281（130）	435（290）	0.29（0.45）
	无关字	260（95）	296（138）	473（287）	0.43（0.50）
年龄匹配组	重复字	248（84）	253（93）	356（215）	0.35（0.48）
	等同字	236（80）	241（88）	351（200）	0.21（0.41）
	无关字	250（89）	264（105）	369（219）	0.41（0.49）

续表

被试类型	预视条件	首次注视时间 （ms）	凝视时间 （ms）	总注视时间 （ms）	回视入比率
阅读能力 匹配组	重复字	244（84）	259（107）	457（279）	0.45（0.50）
	等同字	240（86）	266（129）	427（275）	0.34（0.48）
	无关字	245（95）	271（133）	500（310）	0.54（0.50）

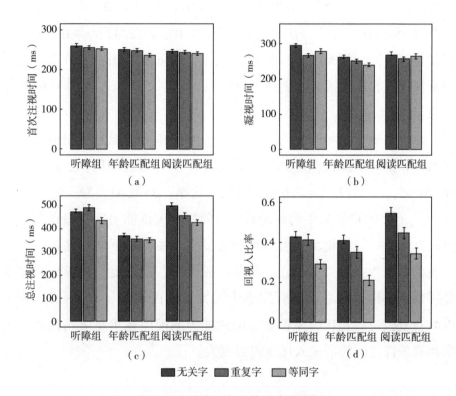

图 3-13 实验 7 词 N 的眼动结果图

词 N 的线性混合模型分析结果见表 3-26。在三组被试之间，听障组的总注视时间高于年龄匹配组（$\beta = 0.19$，$SE = 0.09$，$t = 2.07$，$p = 0.043$），阅读能力匹配组的回视入比率高于听障组（$\beta = 0.39$，$SE = 0.19$，$z = 2.05$，$p = 0.040$），其余差异均不显著。在不同预视条件之间，等同字预视和无关字预视条件之间的首次注视时间（$\beta = -0.03$，$SE = 0.02$，$t = -1.94$，$p = 0.053$）、凝视时间（$\beta = -0.05$，$SE = 0.02$，

$t = -2.42$，$p = 0.016$）、总注视时间（$\beta = -0.06$，$SE = 0.02$，$t = -2.41$，$p = 0.016$）和回视入比率（$\beta = -0.75$，$SE = 0.12$，$z = -6.39$，$p < 0.001$）均存在显著差异（或边缘显著），即相比无关字预视条件，在等同字预视条件下，词 N 的注视时间更短，且回视入比率更低。重复字预视条件和无关字预视条件下的凝视时间（$\beta = 0.04$，$SE = 0.02$，$t = 2.15$，$p = 0.032$）、总注视时间（$\beta = 0.04$，$SE = 0.02$，$t = 1.96$，$p = 0.050$）和回视入比率（$\beta = 0.24$，$SE = 0.10$，$z = 2.42$，$p = 0.016$）均存在显著差异。与无关字预视条件相比，在重复字预视条件下，词 N 的凝视时间和总注视时间更短，且回视入比率更低，表现出 POF 重复效应。

在总注视时间和回视入比率上，听障组和阅读能力匹配组在无关字预视和重复字预视条件之间存在交互作用（总注视时间：$\beta = 0.10$，$SE = 0.05$，$t = 2.12$，$p = 0.034$；回视入比率：$\beta = 0.41$，$SE = 0.23$，$z = 1.79$，$p = 0.074$）。从平均值来看，听障组和阅读能力匹配组在总注视时间上的结果趋势相反。听障组在重复字预视条件下的总注视时间大于无关字预视条件（18ms），存在预视代价。而阅读能力匹配组在重复字预视条件下的总注视时间小于无关字预视条件（43ms），表现出 POF 重复效应。相比听障被试，阅读能力匹配组在重复字预视和无关字预视条件之间的回视入比率差值更大。

表 3-26　实验 7 词 N 的 LMM/GLMM 分析结果

变量	首次注视时间（ms）					凝视时间（ms）					总注视时间（ms）					回视入比率				
	β	SE	t	p	95%CI	β	SE	t	p	95%CI	β	SE	t	p	95%CI	β	SE	z	p	95%CI
截距	5.43	0.02	238.59	<0.001	[5.38, 5.48]	5.47	0.03	209.09	<0.001	[5.42, 5.53]	5.85	0.04	153.71	<0.001	[5.77, 5.93]	-0.57	0.08	-7.06	<0.001	[-0.73, -0.42]
DP-AM	0.04	0.06	0.67	0.505	[-0.07, 0.15]	0.08	0.06	1.24	0.219	[-0.05, 0.21]	0.19	0.09	2.07	**0.043**	[0.01, 0.37]	0.21	0.19	1.06	0.288	[-0.17, 0.58]
RM-DP	-0.04	0.06	-0.80	0.430	[-0.15, 0.07]	-0.04	0.06	-0.68	0.497	[-0.17, 0.08]	0.03	0.09	0.34	0.735	[-0.15, 0.21]	0.39	0.19	2.05	**0.040**	[0.02, 0.76]
unrelated-repetition	0.00	0.01	0.31	0.756	[-0.02, 0.03]	0.04	0.02	2.15	**0.032**	[0.00, 0.07]	0.04	0.02	1.96	**0.050**	[0.00, 0.08]	0.24	0.10	2.42	**0.016**	[0.04, 0.43]
identical-unrelated	-0.03	0.02	-1.94	**0.053**	[-0.06, 0.00]	-0.05	0.02	-2.42	**0.016**	[-0.08, -0.01]	-0.06	0.02	-2.41	**0.016**	[-0.10, -0.01]	-0.75	0.12	-6.39	**<0.001**	[-0.98, -0.52]
N+1 Frequency	0.00	0.00	-0.13	0.895	[-0.01, 0.01]	0.00	0.01	-0.28	0.781	[-0.01, 0.01]	-0.02	0.01	-3.13	0.002	[-0.03, -0.01]	-0.05	0.03	-1.48	0.140	[-0.10, 0.02]
DP-AM× unrelated-repetition	0.00	0.04	0.08	0.932	[-0.07, 0.07]	0.03	0.04	0.68	0.499	[-0.05, 0.11]	-0.06	0.05	-1.15	0.252	[-0.15, 0.04]	-0.23	0.24	-0.95	0.343	[-0.70, 0.24]
RM-DP× unrelated-repetition	-0.03	0.03	-0.75	0.450	[-0.09, 0.04]	-0.06	0.04	-1.50	0.134	[-0.13, 0.02]	0.10	0.05	2.12	**0.034**	[0.01, 0.19]	0.41	0.23	1.79	**0.074**	[-0.04, 0.85]
DP-AM× identical-unrelated	0.03	0.04	0.79	0.427	[-0.04, 0.10]	0.03	0.04	0.79	0.431	[-0.05, 0.11]	-0.05	0.05	-1.10	0.271	[-0.15, 0.04]	0.37	0.25	1.46	0.144	[-0.13, 0.87]
RM-DP× identical-unrelated	0.00	0.03	0.07	0.948	[-0.06, 0.07]	0.02	0.04	0.59	0.557	[-0.05, 0.10]	-0.08	0.05	-1.64	0.101	[-0.17, 0.02]	-0.25	0.23	-1.06	0.288	[-0.70, 0.21]

注1. DP 指听障组（deaf person）。AM 指年龄匹配组（age matched），RM 指阅读能力匹配组（reading-level matched），下同。

2. N+1 Frequency 指字 N+1 的字频，下同。

3. 差异显著和边缘显著的结果，以加粗字体呈现。

进一步比较每组被试在不同预视条件下词 N 的结果，分析每组被试的 POF 效应，结果见表 3-27。听障组：相比无关字预视条件，等同字预视条件下的回视入比率更低（$\beta = -0.61$，$SE = 0.18$，$z = -3.37$，$p < 0.001$），重复字预视条件下的凝视时间更短（$\beta = 0.06$，$SE = 0.03$，$t = 2.47$，$p = 0.014$），其余差异均不显著，即听障读者在早期阅读指标凝视时间上表现出 POF 重复效应。年龄匹配组：相比无关字预视条件，等同字预视条件下的首次注视时间（$\beta = -0.06$，$SE = 0.03$，$t = -1.89$，$p = 0.060$）和凝视时间更短（$\beta = -0.08$，$SE = 0.03$，$t = -2.45$，$p = 0.015$），且回视入比率更低（$\beta = -0.93$，$SE = 0.23$，$z = -3.98$，$p < 0.001$）。阅读能力匹配组：等同字预视和重复字预视条件下的总注视时间和回视入比率均小于无关字预视条件（等同字预视—无关字预视的总注视时间：$\beta = -0.11$，$SE = 0.04$，$t = -2.60$，$p = 0.009$；等同字预视—无关字预视的回视入比率：$\beta = -0.68$，$SE = 0.19$，$z = -3.54$，$p < 0.001$；重复字预视—无关字预视的总注视时间：$\beta = 0.09$，$SE = 0.04$，$t = 2.51$，$p = 0.012$；重复字预视—无关字预视的回视入比率：$\beta = 0.43$，$SE = 0.17$，$z = 2.61$，$p = 0.009$），说明阅读能力匹配组在晚期阅读指标上表现出 POF 重复效应。

表 3-27 实验 7 被试的 POF 效应

被试	变量	首次注视时间（ms）					凝视时间（ms）					总注视时间（ms）					回视入比率				
		β	SE	t	p	95%CI	β	SE	t	p	95%CI	β	SE	t	p	95%CI	β	SE	z	p	95%CI
DP	截距	5.46	0.05	116.90	<0.001	[5.36, 5.55]	5.51	0.06	97.85	<0.001	[5.40, 5.63]	5.90	0.09	67.62	<0.001	[5.72, 6.09]	-0.66	0.16	4.11	<0.001	[-0.97, -0.35]
	unrelated-repetition	0.01	0.02	0.59	0.53	[-0.03, 0.06]	0.06	0.03	2.47	**0.014**	[0.01, 0.11]	-0.01	0.03	-0.29	0.772	[-0.07, 0.06]	0.03	0.16	0.17	0.865	[-0.28, 0.34]
	identical-unrelated	-0.01	0.02	-0.57	0.568	[-0.06, 0.03]	-0.04	0.03	-1.33	0.185	[-0.09, 0.02]	-0.06	0.04	-1.57	0.117	[-0.13, 0.02]	-0.61	0.18	-3.37	**<0.001**	[-0.97, -0.26]
	N+1 Frequency	-0.01	0.01	-0.75	0.452	[-0.02, 0.01]	0.00	0.01	-0.49	0.626	[-0.02, 0.01]	-0.02	0.01	-1.53	0.127	[-0.04, 0.00]	-0.01	0.05	-0.20	0.840	[-0.10, 0.08]
AM	截距	5.42	0.04	140.87	<0.001	[5.34, 5.50]	5.44	0.04	138.56	<0.001	[5.35, 5.52]	5.72	0.05	124.99	<0.001	[5.62, 5.81]	-0.82	0.12	-6.87	<0.001	[-1.06, -0.59]
	unrelated-repetition	0.01	0.03	0.43	0.666	[-0.04, 0.06]	0.04	0.03	1.30	0.195	[-0.02, 0.09]	0.04	0.03	1.27	0.206	[-0.02, 0.11]	0.25	0.18	1.37	0.171	[-0.11, 0.60]
	identical-unrelated	-0.06	0.03	-1.89	**0.060**	[-0.12, 0.00]	-0.08	0.03	-2.45	**0.015**	[-0.15, -0.02]	0.01	0.04	0.30	0.762	[-0.07, 0.09]	-0.93	0.23	-3.98	**<0.001**	[-1.38, -0.47]
	N+1 Frequency	0.00	0.01	0.26	0.792	[-0.01, 0.02]	0.00	0.01	0.20	0.843	[-0.01, 0.02]	-0.02	0.01	-2.14	0.033	[-0.04, 0.00]	-0.03	0.06	-0.54	0.589	[-0.15, 0.08]
RM	截距	5.42	0.03	180.66	<0.001	[5.35, 5.48]	5.47	0.04	154.19	<0.001	[5.40, 5.55]	5.93	0.05	110.21	<0.001	[5.82, 6.05]	-0.24	0.13	-1.89	0.059	[-0.49, 0.01]
	unrelated-repetition	-0.01	0.03	-0.45	0.652	[-0.06, 0.04]	0.01	0.03	0.20	0.844	[-0.05, 0.07]	0.09	0.04	2.51	**0.012**	[0.02, 0.16]	0.43	0.17	2.61	**0.009**	[0.11, 0.76]
	identical-unrelated	-0.02	0.03	-0.74	0.460	[-0.08, 0.04]	-0.01	0.04	-0.30	0.768	[-0.08, 0.06]	-0.11	0.04	-2.60	**0.009**	[-0.19, -0.03]	-0.68	0.19	3.54	**<0.01**	[-1.06, -0.30]
	N+1 Frequency	0.00	0.01	0.04	0.970	[-0.01, 0.02]	-0.01	0.01	-0.70	0.487	[-0.02, 0.01]	-0.03	0.01	-2.68	0.008	[-0.05, -0.01]	-0.10	0.05	-2.12	0.034	[-0.20, -0.01]

2. 词 N+1

在不同预视条件下，三组被试对词 N+1 的注视时间及回视出比率的描述性统计结果见表 3-28 和图 3-14。

表 3-28　实验 7 词 N+1 的眼动结果 [M（SD）]

被试类型	预视条件	首次注视时间（ms）	凝视时间（ms）	总注视时间（ms）	回视出比率
听障组	重复字	283（124）	318（166）	494（330）	0.33（0.47）
	等同字	247（88）	267（121）	408（253）	0.21（0.41）
	无关字	291（117）	330（162）	491（307）	0.33（0.47）
年龄匹配组	重复字	281（115）	301（137）	390（236）	0.35（0.48）
	等同字	241（83）	251（97）	353（232）	0.30（0.46）
	无关字	288（117）	308（138）	409（264）	0.38（0.49）
阅读能力匹配组	重复字	260（102）	291（139）	485（283）	0.40（0.49）
	等同字	247（93）	266（114）	440（280）	0.31（0.46）
	无关字	273（111）	306（145）	476（275）	0.47（0.50）

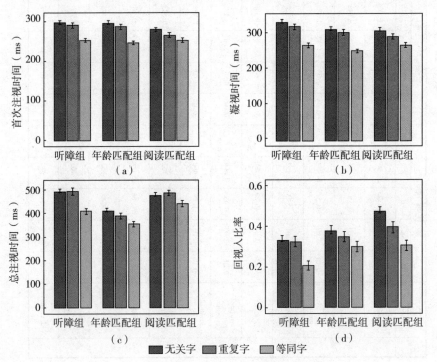

图 3-14　实验 7 词 N+1 的眼动结果图

词 N+1 的线性混合模型分析结果见表 3-29。在三组被试之间，听障组的总注视时间高于年龄匹配组（$\beta = 0.16$，$SE = 0.09$，$t = 1.80$，$p = 0.077$），阅读能力匹配组的回视出比率高于听障组（$\beta = 0.58$，$SE = 0.23$，$z = 2.50$，$p = 0.013$），其余差异均不显著。在不同预视条件之间，等同字预视和无关字预视条件的首次注视时间（$\beta = -0.11$，$SE = 0.02$，$t = -6.36$，$p < 0.001$）、凝视时间（$\beta = -0.14$，$SE = 0.02$，$t = -7.22$，$p < 0.001$）、总注视时间（$\beta = -0.10$，$SE = 0.02$，$t = -4.44$，$p < 0.001$）和回视出比率（$\beta = -0.54$，$SE = 0.11$，$z = -4.84$，$p < 0.001$）均存在显著差异。相比无关字预视条件，在等同字预视条件下，词 N+1 的注视时间更短，且回视出比率更低，存在等同预视效益。重复字预视条件和无关字预视条件下的首次注视时间（$\beta = 0.03$，$SE = 0.02$，$t = 2.08$，$p = 0.038$）、凝视时间（$\beta = 0.04$，$SE = 0.02$，$t = 2.15$，$p = 0.032$）和回视出比率（$\beta = 0.17$，$SE = 0.09$，$z = 1.81$，$p = 0.071$）均存在显著差异。与无关字预视条件相比，在重复字预视条件下，词 N+1 的首次注视时间和凝视时间更短，且回视出比率更低。

在回视出比率上，阅读能力匹配组和听障组在无关字预视和重复字预视条件之间存在交互作用（$\beta = 0.45$，$SE = 0.22$，$z = 2.05$，$p = 0.041$）。从平均值来看，阅读能力匹配组读者在重复字预视条件下的回视出比率低于无关字预视条件，而这两种预视条件对听障组没有明显影响。

进一步比较每组被试在不同预视条件下词 N+1 的眼动结果，分析每组被试的预视效应，结果见表 3-30。听障组：相比无关字预视条件，等同字预视条件下的首次注视时间（$\beta = -0.12$，$SE = 0.03$，$t = -4.18$，$p < 0.001$）、凝视时间（$\beta = -0.15$，$SE = 0.03$，$t = -4.68$，$p < 0.001$）和总注视时间（$\beta = -0.13$，$SE = 0.04$，$t = -3.51$，$p < 0.001$）更短，回视出比率更低（$\beta = -0.59$，$SE = 0.20$，$z = -2.99$，$p = 0.003$）。年龄匹配组：相比无关字预视条件，等同字预视条件下的首次注视时

间（$\beta = -0.14$, $SE = 0.03$, $t = -4.60$, $p < 0.001$）、凝视时间（$\beta = -0.16$, $SE = 0.03$, $t = -4.71$, $p < 0.001$）和总注视时间（$\beta = -0.09$, $SE = 0.04$, $t = -2.36$, $p = 0.019$）更短，表现出稳定的等同预视效应。阅读能力匹配组：相比无关字预视条件，等同字预视和重复字预视条件下的首次注视时间和凝视时间更短（等同字预视—无关字预视的首次注视时间：$\beta = -0.07$, $SE = 0.03$, $t = -2.37$, $p = 0.018$；等同字预视—无关字预视的凝视时间：$\beta = -0.11$, $SE = 0.03$, $t = -3.37$, $p < 0.001$；重复字预视—无关字预视的首次注视时间：$\beta = 0.06$, $SE = 0.03$, $t = 2.29$, $p = 0.022$；重复字预视—无关字预视的凝视时间：$\beta = 0.06$, $SE = 0.03$, $t = 2.21$, $p = 0.027$），且回视出比率更低（等同字预视—无关字预视的回视出比率：$\beta = -0.64$, $SE = 0.18$, $z = -3.64$, $p < 0.001$；重复字预视—无关字预视的回视出比率：$\beta = 0.39$, $SE = 0.15$, $z = 2.57$, $p = 0.010$）。等同字预视条件下词 N+1 的总注视时间小于无关字预视条件（$\beta = -0.07$, $SE = 0.04$, $t = -1.66$, $p = 0.098$），其余差异不显著。因此，在三组被试中都表现出稳定的等同预视效益。

表 3-29 实验 7 词 N+1 的 LMM/GLMM 分析结果

变量	首次注视时间 (ms)					凝视时间 (ms)					总注视时间 (ms)					回视入比率				
	β	SE	t	p	95%CI	β	SE	t	p	95%CI	β	SE	t	p	95%CI	β	SE	z	p	95%CI
截距	5.50	0.02	246.03	<0.001	[5.46, 5.55]	5.56	0.03	211.60	<0.001	[5.51, 5.61]	5.88	0.04	156.59	<0.001	[5.80, 5.95]	-0.76	0.10	-7.67	<0.001	[-0.95, -0.56]
DP-AM	0.01	0.05	0.22	0.826	[-0.10, 0.12]	0.04	0.06	0.63	0.534	[-0.09, 0.17]	0.16	0.09	1.80	0.077	[-0.02, 0.34]	-0.38	0.23	-1.63	0.104	[-0.84, 0.08]
RM-DP	-0.06	0.05	-1.04	0.303	[-0.17, 0.05]	-0.06	0.06	-0.87	0.387	[-0.18, 0.07]	0.03	0.09	0.36	0.718	[-0.15, 0.21]	0.58	0.23	2.50	0.013	[0.12, 1.03]
unrelaed-repetition	0.03	0.02	2.08	0.038	[0.00, 0.06]	0.04	0.02	2.15	0.032	[0.00, 0.07]	0.02	0.02	1.10	0.270	[-002, 0.06]	0.17	0.09	1.81	0.071	[-0.01, 0.35]
idential-unrelated	-0.11	0.02	-6.36	<0.001	[-0.14, -0.07]	-0.14	0.02	-7.22	<0.001	[-0.18, -0.10]	-0.10	0.02	-4.44	<0.001	[-0.15, -0.06]	-0.54	0.11	-4.84	<0.001	[-0.76, -0.32]
N+1 Frequency	-0.01	0.01	-2.21	0.027	[-0.02, 0.00]	-0.01	0.01	-2.31	0.021	[-0.02, 0.00]	-0.03	0.01	-3.77	<0.001	[-0.04, -001]	-0.06	0.03	-1.85	0.065	[-0.12, 0.00]
DP-AM×unrelated-epeition	0.00	0.04	-0.07	0.947	[-0.07, 0.07]	0.01	0.04	0.14	0.889	[-0.08, 0.09]	-0.03	0.05	-0.56	0.576	[-0.12, 0.07]	-0.22	0.23	-0.96	0.339	[-0.67, 0.23]
RM-DP×uclnacdrepecitio	0.05	0.04	1.27	0.205	[0.02, 0.11]	0.05	0.04	1.14	0.256	[-0.03, 0.12]	0.01	0.05	0.23	0.816	[-0.08, 0.10]	0.45	0.22	2.05	0.041	[0.02, 0.89]
DP-AM×sidentical-unrelated	0.01	0.04	0.35	0.727	[-0.06, 0.09]	-0.01	0.04	-0.34	0.735	[-0.10, 0.07]	-0.04	0.05	-0.85	0.396	[-0.14, 0.05]	-0.25	0.25	-1.01	0.311	[-0.73, 0.23]
RM-DP×sidentical-unrelated	0.03	0.04	0.90	0.370	[-0.04, 0.10]	0.05	0.04	1.11	0.266	[-0.03, 0.13]	0.04	0.05	0.93	0.353	[-0.05, 0.14]	-0.15	0.24	-0.65	0.516	[-0.62, 0.31]

表3-30 实验7被试的预视效应

被试	变量	首次注视时间 (ms)					凝视时间 (ms)					总注视时间 (ms)					回视入比率				
		β	SE	t	p	95%CI	β	SE	t	p	95%CI	β	SE	t	p	95%CI	β	SE	z	p	95%CI
DP	截距	5.52	0.04	130.66	<0.001	[5.44, 5.61]	5.59	0.05	108.15	<0.00	[5.48, 5.70]	5.92	0.08	75.39	<0.001	[5.76, 6.09]	-1.10	0.22	-4.95	<0.001	[-1.53, -0.66]
	unrelated-repetition	0.02	0.03	0.58	0.562	[-0.04, 0.06]	0.02	0.03	0.75	0.456	[-0.04, 0.08]	0.01	0.03	0.23	0.819	[-0.06, 0.07]	-0.07	0.16	-0.43	0.666	[-0.39, 0.25]
	identical-unrelated	-0.12	0.03	-4.18	<0.001	[-0.18, -0.06]	-0.15	0.03	-4.68	<0.001	[-0.22, -0.09]	-0.13	0.04	-3.51	<0.001	[-0.21, -0.06]	-0.59	0.20	-2.99	0.003	[-0.97, -0.20]
	N+1 Frequency	-0.01	0.01	-0.96	0.335	[-0.02, 0.01]	-0.02	0.01	-1.77	0.078	[-0.03, 0.00]	-0.02	0.01	-2.22	0.027	[-0.04, -0.01]	-0.04	0.05	-0.84	0.403	[-0.14, 0.06]
AM	截距	5.51	0.04	144.13	<0.001	[5.43, 5.59]	5.55	0.04	128.03	<0.001	[5.46, 5.64]	5.76	0.06	97.45	<0.001	[5.64, 5.88]	-0.68	0.13	-5.15	<0.001	[-0.94, -0.42]
	unrelated-repetition	0.02	0.03	0.75	0.455	[-0.03, 0.07]	0.02	0.03	0.61	0.543	[-0.04, 0.07]	0.03	0.03	0.97	0.330	[-0.03, 0.10]	0.16	0.16	0.98	0.325	[-0.16, 0.48]
	identical-unrelated	-0.14	0.03	-4.60	<0.001	[-0.20, -0.08]	-0.16	0.03	-4.71	<0.001	[-0.22, -0.09]	-0.09	0.04	-2.36	0.019	[-0.16, -0.02]	-0.31	0.20	-1.60	0.109	[-0.70, 0.07]
	N+1 Frequency	-0.01	0.01	-0.61	0.545	[-0.02, 0.01]	-0.01	0.01	-0.92	0.356	[-0.03, 0.01]	-0.03	0.01	-2.44	0015	[-0.05, -0.01]	-0.06	0.05	-1.07	0.285	[-0.16, 0.05]
RM	截距	5.47	0.04	153.74	<0.001	[5.39, 5.54]	5.54	0.04	137.61	<0.00	[5.45, 5.62]	5.95	0.05	117.72	<0.001	[5.85, 6.06]	0.49	0.14	3.63	<0.001	[-0.75, -0.23]
	unrelated-repetition	0.06	0.03	2.29	0.022	[0.01, 0.11]	0.06	0.03	2.21	0.027	[0.01, 0.12]	0.02	0.03	0.61	0.540	[-0.05, 0.09]	0.39	0.15	2.57	0.010	[0.09, 0.68]
	identical-unrelated	-0.07	0.03	-2.37	0.013	[-0.12, -0.01]	-0.11	0.03	-3.37	<0.001	[-0.18, -0.05]	-0.07	0.04	-1.66	0.098	[-0.15, 0.01]	-0.64	0.18	-3.64	<0.001	[-0.98, -0.29]
	N+1 Frequency	-0.02	0.01	-2.15	0.032	[-0.03, 0.00]	-0.01	0.01	-1.33	0.185	[-0.03, 0.01]	-0.04	0.01	-3.06	0.002	[-0.06, -0.01]	-0.10	0.05	-2.12	0.034	[-0.19, -0.01]

（五）讨论

在句子阅读过程中，听障读者的副中央凹视觉功能补偿现象能否促进其中央凹词汇识别过程？为了探究这个问题，实验7采用边界范式，直接操纵中央凹词 N 和副中央凹词 N+1 之间的关系，测量听障读者的 POF 重复效应。由于听障读者对副中央凹视野内文本信息的加工效率较高（刘璐，闫国利，2018；邱倚璿，吴铭达，2013；闫国利，陶佳雨等，2019；Bélanger et al.，2013；Yan et al.，2015），而且，在视知觉任务和词汇识别任务中都发现副中央凹视野内的有效刺激能够促进中央凹的目标刺激识别，相比健听控制组，听障群体的促进作用更大（刘璐，2017；Prasad et al.，2017）。基于此，预期听障组和年龄匹配组读者的 POF 重复效应没有差异，但是与阅读能力相当的健听读者相比，听障读者的 POF 重复效应更大或者出现得更早，表现出视觉功能补偿现象。对词 N 的眼动结果进行分析发现，听障组和阅读能力匹配组读者都能够表现出 POF 重复效应，而在年龄匹配组读者中没有发现。听障组的 POF 重复效应反映在早期阅读指标凝视时间，而阅读能力匹配组读者的 POF 重复效应只出现在晚期阅读指标总注视时间，此时，听障读者的重复字预视效益变为预视代价。对词 N+1 的眼动结果进行分析发现，三组被试都能够表现出稳定的等同预视效益。因此，在句子阅读过程中，听障读者的视觉功能补偿现象能够促进其中央凹的词汇识别过程，表现为听障读者的 POF 重复效应出现得更早，与预期一致。

在听障组和阅读能力匹配组读者中，都发现了 POF 重复效应，与前人的研究结果一致（胡笑羽等，2013；Angele et al.，2013；Dare & Shillcock，2013；Inhoff et al.，2000；Mirault et al.，2020；Snell & Grainger，2018）。相比无关字预视条件，若在词 N+1 的位置上重复呈现词 N，此时词 N 的注视时间更短。Angele 等（2013）对此提供了两种可能的解释：①当词 N+1 和词 N 相同时，读者对词 N+1 的预视加工，促进了词 N 的识别；②重复呈现的目标字，干扰了当前注视字的加工过程，使其提前结束。吸引者假说（attraction hypothesis）认为，在词 N 的识别过程中，若词 N+1 的预视加工遇到困难，则词 N+1 会吸引读者的注意，使其提前计划下一次眼跳，中断当前注视字的加工，尽快将注视点从词 N 移动至词 N+1，导致词 N 的注视时间变短（胡笑羽等，2010；Hyönä，1995）。词 N+1 的预视加工困难，既包括词汇水平的加工困难，如预视词的词频较低（Hyönä & Bertram，2004），也包括视觉和亚词汇识别水平的异常，如预视词不符合正字法规则（Hyönä，1995）。在句子阅读过程中，若在词 N+1 的位置上重复呈现词 N，这不仅会引起视觉呈现形式的异常，还可能会违反句子的语法结构。因此，根据吸引者假说的观点，词 N+1 位置上的重复字具有"磁力（magnet）"，能够吸引读者的注意，进而引导眼跳落点至词 N+1，导致词 N 的注视时间变短，出现 POF 重复效应。

如果是由于重复字的"磁力"，导致词 N 的注视时间变短，那么词 N 的加工过程被中断，预计会对随后的句子阅读过程造成负面影响，如词 N+1 的注视时间变长，或者从词 N+1 向前回视的比率更高。但是，对词 N+1 的眼动结果进行分析发现，与无关字预视条件相比，在重复字预视条件下，读者的首次注视时间和凝视时间更短，且回视出比率更低。对词 N 的回视入比率进行分析发现，重复字预视条件下的回视入比率显著低于无关字预视条件。因此，实验 7 的结果不支持吸引者假说，即 POF 重复效应不是由于词 N 的加工过程被干扰，而是由于重复字预视对中央凹的目标字识别过程产生了促进。

值得注意的是，年龄匹配组读者没有表现出 POF 重复效应，与预期不符。这可能是由于年龄匹配组健听读者的阅读技能高于听障组和阅读能力匹配组健听读者，加之实验材料中的词 N 都是选自小学语文课本中的单字词。因此，对于年龄匹配组健听读者而言，目标字都是非常简单的汉字，当注视点落到词 N 上时，在较短的时间内便能够完成目标字的词汇通达。相比年龄匹配组读者，在听障组和阅读能力匹配组读者中，重复字预视对中央凹目标字识别过程的促进作用更为明显。

不仅如此，年龄匹配组读者的阅读技能较高，还会影响词 N 在等同字预视和无关字预视条件之间的差异。在词 N 的早期和晚期阅读指标上，都发现了年龄匹配组读者在两种预视条件之间的差异，如首次注视时间、凝视时间和回视入比率。而听障组和阅读能力匹配组读者在等同字预视和无关字预视条件之间的差异只反映在晚期阅读指标，如词 N 的总注视时间和回视入比率。在等同字预视条件下，预视字都是高频的单字词，有利于语义信息的提取，而且，此时预视信息与句子的语境信息是连贯的。前人研究发现，预视字的语义信息与当前句子的语境信息是否连贯，不仅会影响预视效应的大小（王穗苹等，2009；Antúnez et al.，2022），还会对当前注视字的加工过程产生即时的影响（崔磊等，2010），即 POF 效应。因此，等同字预视和无关字预视条件之间的差异体现了读者对句子语义合理性的加工。实验 7 的三组被试中，都发现了两种预视条件之间的差异，这说明在汉语句子阅读过程中，读者能够从副中央凹视野获得高水平的语义信息，而且能够将其与句子的语境信息进行整合（崔磊等，2010）。由于阅读技能的差异，年龄匹配组读者能够更快地将预视字的语义信息与句子的语境信息进行整合，而听障组和阅读能力匹配组读者则需要更多时间。

在听障组和阅读能力匹配组读者中，都发现了 POF 重复效应，但是两组读者的 POF 重复效应在时间进程上存在区别。听障读者的 POF 重复效应反映在早期阅读指标凝视时间，而到晚期阅读指标总注视时间，听障读者在数值上表现出预视代价，即相比无关字预视条件，在重复字预视条件下，词 N 的总注视时间更长。而在阅读能力匹配组读者中，词 N 在重复字预视和无关字预视条件之间的回视入比率的差值大于听障组，说明阅读能力匹配组读者在两种预视条件之间的差异更多地发生在回视阅读过程中，因此阅读能力匹配组读者的 POF 重复效应只反映在晚期阅读指标总注视时间和回视入比率。总结来看，相比阅读能力匹配组读者，听障读者的 POF 重复效应出现得更早，直到晚期变为预视代价，这个结果与 Yan 等（2015）语义预视的结果趋势一致。Yan 等（2015）在汉语句子阅读过程中发现，与阅读水平相当的健听控制组读者相比，高中聋生读者能够更快地获取副中央凹视野中的语义信息，在早期阅读指标上表现出语义预视效益，而到晚期加工阶段转变为语义预视代价。两组被试的阅读水平相当，排除了阅读技能对实验结果的影响。

这种时程上的差异，可能是由于：①听障读者采取更直接的字形—语义编码策略。Yan 等（2015）认为，在阅读过程中，听障读者不依赖语音编码的中介（Bélanger et al., 2013; Bélanger, Baum et al., 2012），他们能够直接通过字形—语义编码通路，更快地完成词汇的语义通达。因此，与阅读能力相当的健听读者相比，听障读者对词汇语义信息的加工效率更高。而且，汉字是一种表意文字，相比拼音文字，汉字的字形和语义之间的映射关系更紧密。在汉语句子阅读过程中，字与字之间紧密排列，信息分布更加密集，词 N+1 位置的视敏度也更高。汉字系统本身的特点，也为副中央凹视野内语义信息的加工提供了可能。因此，有理由相信汉语听障读者能够直接高效地提取词 N+1 的语义信息，进而在早期加工阶段表现出对中央凹词汇识别过程的促进，而阅读水平相当的健听读者需要更长时间来完成这个过程（Yan et al., 2015）。随着加工程度的不断深入，听障读者能够逐渐觉察到预视字（重复字）与句子语境信息的不连贯，无法将重复字的语义信息和句子的语境信息进行整合，直到晚期加工阶段，这种语义冲突最终破坏了阅读过程，并对词 N 的识别过程产生了即时的影响，表现出预视代价（崔磊等，2010; Pan et al., 2015; Yan et al., 2015）。②听障读者的副中央凹视觉功能补偿现象。刘璐和闫国利（2018）认为，由于听觉信息的缺失，听障读者的视觉功能会发生补偿性改变，呈现出视觉注意资源的再分配，即与健听读者相比，听障个体会将更多的视觉注意资源分配至中央凹以外的视野。这种视觉注意资源的分配模式，能够提高听障读者对副中央凹视野内文本信息的编码速度（刘璐，闫国利，2018），促进其对词 N+1 预视信息的提取和加工（邱倚璿，吴铭达，2013；闫国利，陶佳雨等，2019；Bélanger et al.，2013）。因此，相比阅读能力匹配组，听障读者的视觉功能补偿现象使其对副中央凹视野内文本信息的加工效率更高，也为早期加工阶段的 POF 重复效应奠定了基础。

总结来看，上述两种观点都能解释听障读者的 POF 重复效应。但是，听障读者能否加工语音信息仍然存在争议，也有研究发现听障读者能够使用语音编码（邱倚璿，吴铭达，2013；闫国利，陶佳雨等，2019；杨雪，雷江华，2021；Blythe et al.，2018；Yan et al.，2015）。听障读者语音编码研究的结果可能受到实验范式（闫国利，兰泽波等，2019）、听障读者的阅读技能（闫国利，陶佳雨等，2019；杨雪，雷江华，2021；Yan et al.，2015）和语言训练背景（邱倚璿，吴铭达，2013）等因素的影响。而且，在重复字预视条件下，预视字的视觉特征也能促进中央凹目标字的识别，无须完成预视字的语义通达（Angele et al.，2013）。所以，不能完全依靠更直接的字形—语义通路，来解释听障读者的 POF 重复效应。实验 7 更倾向于支持听障人群视觉功能补偿现象的存在，引起听障读者的早期预视效益和晚期预视代价。

对词 N+1 的结果进行分析发现，在等同字预视条件下，三组被试都表现出了稳定的等同预视效益，重复了闫国利等（2019）和 Bélanger 等（2013）的结果。相比无关字预视条件，在等同字预视条件下，词 N+1 的注视时间更短，且回视出比率更低。另外，在重复字预视条件下，仅在阅读能力匹配组中发现了预视效益。相比等同字预视，重复字和无关字都是不符合句子语境信息的预视字，读者无法将预视获得的语义信息与当前语句的背景信息进行整合。因此，重复字预视和无关字预视条件，其实都是语义无关字预视，都会对随后词 N+1 的加工过程产生干扰（王穗苹等，2009；Antúnez et al.，2022）。而听障组和年龄匹配组读者在注视词 N 时，就已经能够意识到这个问题。所以，对这两组读者而言，重复字预视和无关字预视条件之间没有差异。由于阅读能力匹配组读者的阅读技能低于年龄匹配组，而且不存在视觉功能补偿现象，也没有更直接的字形—语义通路，所以在词 N+1 的早期加工阶段（首次注视时间和凝视时间），重复字预视和无关字预视的结果仍然存在差异。随后，通过更多的回视（回视出比率），阅读能力匹配组读者逐渐纠正句子的语境信息，直到晚期加工阶段（总注视时间），重复字预视和无关字预视条件之间的差异才消失。

听障人群的视觉功能补偿现象会如何影响其阅读过程？相比健听读者，听障读者的词汇加工特点是否存在差异？关于这个问题，Bélanger 和 Rayner（2015）提出了听障读者的词汇加工效率假说（word-processing efficiency hypothesis）。该假说认为，与健听读者相比，在一次注视过程中，听障读者对词汇的加工效率更高。实验 7 发现，听障读者的词 N 回视入比率和词 N+1 回视出比率低于阅读能力匹配的健听读者。这说明听障读者在词汇识别过程中，不需要多次回视，便能够完成词汇的语义通达，支持词汇加工效率假说。Bélanger 和 Rayner（2015）认为，这种高效的词汇加工特点是由于听障读者能够快速地提取副中央凹视野内的预视信息，而且听障读者词汇识别过程无须语音编码的参与（Bélanger et al.，2013；Bélanger, Baum et al.，2012），字形和语义的连接更加紧密。实验 7 再次证实了听障人群句子阅读过程中存在视觉功能补偿现象。但是，在汉语阅读过程中是否有语音编码的参与（闫国利，兰泽波等，2019），仍有待后续进一步研究。

听障人群高效的词汇加工效率也说明，副中央凹视觉功能补偿现象不是以中央凹区域的文本信息加工效率降低为代价的，与刘璐和闫国利（2018）的观点不同。他们认为，听障人群会将更多的视觉注意资源分配到中央凹以外的视野，但是个体的视觉注意资源是有限的，这将导致听障人群中央凹区域的视觉注意资源减少。基于这个假设，研究者采用消失文本范式，在两个实验中，分别操纵中央凹和副中央凹视野的词汇呈现时间。结果发现，当中央凹的词汇呈现 40ms 消失后，只会对听障中学生的阅读过程造成负面影响，不会影响年龄匹配组和阅读能力匹配组健听读者，说明听障读者对中央凹信息的编码速度明显低于健听读者。但是，在刘璐和闫国利（2018）的研究中，中央凹和副中央凹区域的文本信息是分开操纵的，并非同时操纵。因此，听障人群将更多的视觉注意资源分配至副中央凹视野，进而导致其中央凹视野的视觉注意资源减少，这只是一个间接的推论。实验 7 同时操纵了中央凹和副中央凹视野的文本信息，通过对词 N 的结果进行分析发现，听障组的总注视时间大于年龄匹配组，而听障组和阅读能力匹配组读者的注视时间没有差异，阅读能力匹配组读者的回视入比率高于听障组。结合 POF 重复效应的结果来看，听障读者对副中央凹视野内文本信息进行高效加工的同时，对中央凹视野内词汇信息的加工效率并没有降低。也就是说，听障人群的副中央凹视觉功能补偿现象不会导致其中央凹视觉功能的减弱。这个观点得到了许多研究结果的支持，在视知觉任务和阅读任务中都有发现（付福音等，2019；乔静芝等，2011；陶佳雨，2020；闫国利等，2021；Bélanger, Slattery et al., 2012；Dye, 2016；Dye, Hauser et al., 2009；Samar & Berger, 2017；Seymour et al., 2017）。

第四章 听障人群视觉功能补偿现象的研究讨论

听觉通道受损，是否会影响听障人群的视觉功能？关于听力障碍对聋人视觉功能的影响，前人开展了大量研究。其中，为了弥补听觉信息的缺失，听障人群的部分视觉功能将发生补偿性改变。这种补偿性改变不仅包括生理结构和机制的改变，也包括行为结果的增强。文章的第一部分从这两个角度入手，总结了听障人群视觉功能的补偿理论：基于行为结果的响应增强假说和知觉增强假说，还有基于生理机制的超通道功能假说和背侧通路假说。四个假说都支持听障人群的视觉功能补偿现象发生在中央凹以外的副中央凹和边缘视野。

那么，听障人群的视觉功能补偿现象将如何影响其阅读加工过程？为了回答这个问题，本书通过多种实验任务，系统地描述了听障人群视觉功能补偿现象的表现形式和发生区域。结果发现，听障人群的视觉功能补偿现象在中央凹和副中央凹视野都有可能发生，与最初的预期不符。下面将就这个问题展开讨论。

第一节 听障人群视觉功能补偿现象的发生区域

听障人群视觉功能补偿现象的特点之一是对被试群体、视野区域和实验任务都有一定的选择性。就视野特征而言，以往研究发现，听障人群视觉功能补偿现象大多发生在副中央凹和边缘视野，而非中央凹视野（Loke & Song, 1991; Stevens & Neville, 2006）。但是，本书有一个新的观点：听障人群的视觉功能补偿现象既可以发生在副中央凹视野，也可以发生在中央凹视野。补偿发生的区域，取决于实验任务对视觉注意资源的分配要求（Bavelier et al.，2000，2001；Prasad et al.，2017）。

首先，根据文中具体的实验结果解释这个观点。视觉注意广度的研究发现（实验2和实验3），在数字和低复杂性汉字VAS的中央凹区域，听障人群对目标刺激的分辨能力高于阅读能力匹配组，与年龄匹配组没有差异。词汇识别的研究也发现（实验6），听障人群的副中央凹干扰效应小于阅读能力匹配组，与年龄匹配组没有差异。通过比较视觉1-back任务和副中央凹启动范式可知，两项任务都要求被试始终注视屏幕中央，而且需要被试进行判断反应的目标刺激也呈现在中央凹视野。所以，这些实验有一个共同之处：实验任务都要求被试将视觉注意资源集中于中央凹视野（Huang et al.，2019；Marzouki et al.，2008）。基于这种设置，发现了听障人群的中央凹视觉功能补偿现象（或以中央凹任务为主）。

不同的是，在句子阅读过程中，相比阅读水平匹配的健听读者，听障读者的POF重复效应出现得更早，但是到晚期加工阶段转变为加工代价（实验7）。这说明听障人群对副中央凹视野内的信息加工效率更高，出现了副中央凹视觉功能补偿现象。在自然句子阅读过程中，被试需要将视觉注意资源合理地分配到中央凹和副中央凹视野，并对副中央凹视野内的文本信息进行预视加工，以保障流畅高效地阅读（Khelifi et al.，2015）。比较自然句子阅读任务和上述两种实验任务可以看出，听障人群视觉功能补偿现象的发生区域，取决于实验任务要求被试将注意资源分配至哪个视野区域。也就是说，听障人群视觉功能补偿现象的发生区域，具备任务导向的特点。这个观点得到了前人的验证，通过改变实验指导语的要求和目标刺激的位置操纵被试视觉注意资源在空间上的分布，最终都会影响补偿的发生区域（Bavelier et al.，2000，2001；Dye，2016；Prasad et al.，2017）。

为了更清晰地表述听障人群视觉功能补偿现象的任务导向型发生机制，我们将听障人群视觉功能补偿现象的研究结果进行了统合，如图4-1所示。根据前人和本书的实验任务，可以将补偿分为三种情况。第一种情况，实验任务要求被试将视觉注意资源（椭圆）分配到注视点所在的中央凹，此时听障人群视觉功能补偿现象发生在中央凹视野（长方形），如研究一的视觉1-back任务。第二种情况，实验任务要求被试同时加工中央凹和副中央凹视野内的刺激，副中央凹视野需要一定的视觉注意资源分配，此时听障人群的视觉功能补偿现象会发生在副中央凹视野。而且，副中央凹视野的视觉功能补偿现象会即时作用于中央凹的刺激识别过程，如研究三的句子阅读任务。第三种情况是最为稳定的副中央凹/边缘视野补偿。在这种实验任务中，目标刺激只会出现在副中央凹和边缘视野，判断反应也在这个区域完成，如动态测量任务（Buckley et al.，2010；Codina，Pascalis et al.，2011；Stevens & Neville，2006）、视觉探测任务（Loke & Song，1991）和运动觉察任务（Shiell et al.，2014）等。此时，被试需要尽可能多地将视觉注意资源分配至副中央凹和边缘视野，为听障人群副中央凹/边缘视野视觉功能补偿现象的发生提供可能。

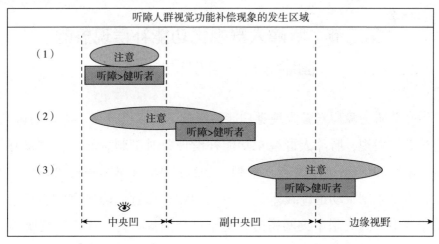

图4-1 听障人群视觉功能补偿现象的任务导向型发生机制

图中（1）~（3）表示听障人群视觉功能补偿现象的三种情况。纵向的分隔表示个体视野的三个区域，分别是中央凹、副中央凹和边缘视野。椭圆形表示被试视觉注意资源的分布位置。长方形表示听障人群视觉功能补偿现象的发生区域。

这种任务导向型视觉功能补偿现象的实现还有一个前提条件，即听障人群分配视觉注意资源的能力增强（Dye，2016；Dye，Hauser et al.，2009）。如此，听障人群可以根据实验任务的要求灵活高效地分配视觉注意资源。研究者一致认为，听障人群视觉注意资源分配能力增强的原因是听觉信息的缺失，而非手语的使用经验（Bavelier et al.，2001；Dye，Hauser et al.，2009）。Bavelier 等（2001）为此提供了相关的生理证据。在边缘视野的变化探测任务中，听障人群的注意相关脑区后顶叶皮层高度激活，健听手语被试没有表现出类似的结果。此外，由于视觉 1-back 任务涉及对多个刺激的区分、辨别和判断，所以，听障读者较高的 VAS 技能也能够从一定程度上反映其视觉注意资源分配能力的优势（Bosse et al.，2007；Li et al.，2021；Zhao et al.，2022）。这种高效的视觉注意资源分配能力，为听障人群视觉功能补偿现象的任务导向型发生机制奠定了基础。

第二节 听障人群视觉功能补偿现象的副中央凹—中央凹关系

有关听力障碍对聋人视觉功能的影响，前人已开展了大量的研究。通过总结发现，听障人群视觉功能补偿现象对于刺激的呈现位置有严格的限制和区分（闫国利，秦钊，2021；Dye & Bavelier，2010）。所以，本书采用眼动追踪技术记录被试的注视位置，确保实验刺激始终处于其中央凹或副中央凹视野。基于这个前提条件，我们发现听障人群视觉功能补偿现象的中央凹和副中央凹视野之间存在一定的关系。

以下将从三个方面对听障人群视觉功能补偿现象的副中央凹—中央凹关系进行阐述。

（1）中央凹和副中央凹视野，都会发生听障人群视觉功能补偿现象。

如上文所述，听障人群视觉功能补偿现象的发生区域取决于实验任务对被试视觉注意资源的分配要求。如果实验任务的完成必须依赖副中央凹和边缘视野内的刺激，则被试需要将视觉注意资源尽可能多地集中到中央凹以外。在这种情况下，可能会发生副中央凹视觉功能补偿现象。而当实验任务要求被试将视觉注意资源集中分布到中央凹时，不论副中央凹视野内的刺激与实验任务是否有关，都会表现出中央凹补偿，以中央凹任务为主。

需要留意的是，听障人群视觉功能补偿理论仅适用于刺激呈现在中央凹视野以外的情况。四个亚理论都认为，听障人群的视觉功能补偿现象发生在副中央凹和边缘视野。超通道功能假说和背侧通路假说，还为副中央凹视野的选择性增强提供了生理基础（Baizer et al.，1991；Bavelier & Neville，2002）。所以，现有的听障人群视觉功能补偿理论，无法解释本书的中央凹补偿结果。但是，二者并不是矛盾的，中央凹补偿是对听障人群视觉功能补偿理论的补充。具体原因如下：①发现听障人群副中央凹视觉功能补偿现象的实验任务，都是需要注意参与的高水平视知觉任务（王翠艳，杨广学，2016）。②听障人群视觉功能补偿理论是从行为结果和生理机制两个角度对前人研究结果的总结和归纳。由于听障人群的副中央凹和边缘视野对于探索周围环境和感知外界变化至关重要（Loke & Song，1991；Reynolds，1978）。所以，相比中央凹视野，研究者将重点放在了听障人群的副中央凹和边缘视野。虽然大多数研究发现听障人群存在副中央凹/边缘视野优势，但也有少数研究发现听障人群在中央凹区域的表现优于健听者（Heimler & Pavani，2014；Prasad et al.，2017；Reynolds，1993）。基于此，Pavani

和 Bottari（2012）认为，刺激的呈现位置不是听障人群视觉功能补偿现象发生与否的决定性条件。

（2）听障人群的副中央凹视觉功能补偿现象会对中央凹加工过程产生即时影响。

已有研究发现，在句子阅读任务中，听障读者对副中央凹视野内文本信息的加工效率，不仅会影响其预视信息的提取（邱倚璿，吴铭达，2013；闫国利，陶佳雨等，2019；Yan et al.，2015），还会影响中央凹目标词的加工（研究三）。也就是说，听障读者的副中央凹视觉功能补偿现象，会对中央凹词汇识别过程产生即时影响。听障人群的"双刃剑"式补偿结果，也是基于这个原理。副中央凹视野内有效/无关刺激对中央凹目标刺激的影响，会被听障人群的副中央凹视觉功能补偿作用放大，使得中央凹目标刺激受到的促进作用和干扰作用更大（Prasad et al.，2017；Sladen et al.，2005）。这种即时的影响，首先需要保证副中央凹视觉功能补偿现象的发生，即实验任务需要向副中央凹视野投入一定的视觉注意资源。

（3）副中央凹增强，不会导致中央凹缺陷。

Proksch 和 Bavelier（2002）提出，与健听者相比，听障人群会将更多的视觉注意资源分配至中央凹以外的视野，表现出视觉注意资源的再分配。由于个体的视觉注意资源是有限的，听障人群独特的视觉注意资源分布模式，是否会给中央凹的刺激加工过程带来负面影响？（刘璐，闫国利，2018；项明强，胡耿丹，2010；Bavelier et al.，2006）本书倾向于认为，听障人群的副中央凹增强不会引起中央凹加工缺陷。正如文献综述"1.4.2 缺陷和补偿现象的关系"写道，研究者采用双任务范式，同时考察听障人群对中央凹和副中央凹/边缘视野的刺激加工，未能发现听障人群视觉功能缺陷（中央凹）和补偿现象（副中央凹）共存，无法证明听障人群副中央凹/边缘视野增强会导致中央凹减弱（Dye，2016；Dye，Hauser et al.，2009；Samar & Berger，

2017；Seymour et al.，2017）。因此，听障人群将更多的视觉注意资源分配至中央凹以外的视野，不是一种固定不变的状态，而是任务导向的，听障人群能够根据实验任务灵活地分配视觉注意资源。

第三节　听障人群句子阅读过程中的视觉注意资源分配

本书采用多种实验任务，系统地考察了听障人群视觉功能补偿现象对其阅读加工过程的影响。相比其他两种水平的实验任务，自然句子阅读是一个更为复杂的过程，听障人群视觉功能补偿现象在多个维度都能够发挥作用。由于听障人群视觉功能补偿现象的发生与被试视觉注意资源的分布有关，那么在句子阅读过程中，听障读者视觉注意资源的分布方式是什么？这种视觉注意资源的分配方式，对听障读者视觉功能补偿现象有什么影响？

根据视觉注意资源分布模式的不同，当前的阅读眼动控制模型可以分成两类：序列加工模型和平行加工模型。序列加工模型认为，在句子阅读过程中，单词的加工是按照序列地方式进行，视觉注意资源一次只能加工一个单词，待注视词加工完成后，再转移至下一个单词进行加工，如 E-Z Reader 模型（Reichle et al.，1998，2009）。平行加工模型认为，单词的加工是按照平行的方式进行，视觉注意资源能够同时加工多个单词，如 SWIFT 模型（Engbert et al.，2005）。两类模型的主要争议在于，读者能否同时提取多个单词的高水平词汇信息，如语义信息和语法规则等（Snell & Grainger，2019）。研究者常通过 POF 效应来判断，在句子阅读过程中，读者的词汇加工方式是序列加工还是平行加工。词汇水平的 POF 效应，可以为两类模型的区分提供判断依据，即词 N+1 的高水平词汇特性是否会影响词 N 的加工（胡笑羽等，2010）。那 POF 重复效应的存在，能否说明读者可以同时加工多个单词的信息？

Angele 等（2013）认为，POF 重复效应支持序列加工模型。他们操纵预视词 N+1 和目标词 N 的关系发现，当词 N+1 与词 N 相同，或字形相似程度较高时，才能促进目标词 N 的识别；而语义相关的预视词，无法促进词 N 的加工。这说明重复词预视产生的促进作用（POF 重复效应），是由于词 N+1 和词 N 的字形特征相似，而非语义信息的重叠。根据序列加工模型的观点，读者可以在前注意阶段，同时提取词 N 和词 N+1 的低水平视觉特征（Angele et al.，2013；Reichle et al.，1998，2009）。如果两个词的视觉特征存在差别，则词 N+1 将干扰词 N 的加工，使其识别速度变慢。相反，如果词 N+1 和词 N 的视觉特征高度相似，则会降低两个词之间的竞争强度，使得词 N 的识别变得简单。

但是，本书更倾向于使用平行加工模型解释汉语读者的 POF 重复效应，即在一次注视过程中，读者能够同时加工多个单词的高水平词汇信息。从实验 7 年龄匹配组读者的眼动结果可以发现，只有等同字预视条件能够促进词 N 的加工。与重复字和无关字预视条件相比，在等同字预视条件下，词 N+1 的语义信息和句子的语境信息是互相吻合的。这说明在注视词 N 时，读者便能够提取预视词 N+1 的语义信息，并将其与句子的语境信息进行整合。这个观点也得到了其他 POF 研究的支持（胡笑羽等，2013；Dare & Shillcock，2013；Grainger et al.，2014；Inhoff et al.，2000；Mirault et al.，2020；Snell et al.，2017；Snell & Grainger，2018；Vitu et al.，2004）。

第四节　不足与展望

本书验证了听障人群中央凹和副中央凹视觉功能补偿现象的存在，丰富了听力障碍对聋人视觉功能影响的研究，但仍然存在一些不足。以下将结合本书的不足之处对后续研究进行展望。

第一，研究对象。本书在可行的范围内，严格控制了被试的人口学变量，但也有一些疏忽。例如，没有对年龄匹配组健听读者的阅读技能进行施测。最初设置年龄匹配组的目的是，控制个体成熟和发展因素对实验结果的影响，确保听障人群的视觉功能补偿现象是由于听觉缺失引起的，而不是由于被试生理年龄的增长。因此，年龄匹配组读者的生理年龄和智力是首要考虑的因素（刘璐，闫国利，2018）。但是，听障组和年龄匹配组读者在阅读任务上的表现，也会受到阅读技能的影响。本书只能基于前人文献的测验数据和一般常识（刘志方等，2021；闫国利等，2021；Z. F. Liu et al.，2021），对实验结果进行预期。

还有，没有控制听障组和阅读能力匹配组读者的 AVG 经验。丰富的 AVG 经验可能会影响个体的视觉注意资源分布（Buckley et al.，2010），还会提高读者的 VAS 技能（Antzaka et al.，2017）。所以，为了避免被试的 AVG 经验对实验结果造成影响，控制了年龄匹配组健听读者的游戏时间。对于其他两组被试而言，在视觉功能补偿的前提下，听障组的游戏经验不足以引起额外的增强（Buckley et al.，2010）；由于家长的监督和看护，阅读能力匹配组读者的游戏经验比较少（共青团中央维护青少年权益部，中国互联网络信息中心，2021；Dye，Green et al.，2009）。被试阅读和游戏数据的欠缺，虽然有文献可以支持，但是为了结论的准确性，后续应该尽可能地丰富测验数据，为实验提供更直接的证据。

此外，没有控制三组被试的工作记忆容量。由于个体的视觉注意和视觉工作记忆共享了相同的加工资源，而且这两种认知成分在大脑中的加工区域相似（Lallier et al.，2013）。所以，采用视觉 1-back 任务测量读者的 VAS 技能时，可能会受其视觉工作记忆容量的影响。Banfi 等（2018）发现，读者的 VAS 技能与其工作记忆容量之间存在弱相关。为了避免读者的工作记忆混淆实验结果，后续研究应该采用合适的测验，对三组被试的视觉工作记忆容量进行施测，并加以控制。

最后，没有对听障被试的年龄进行细化和区分。现有发展研究表明，听障人群在 13 岁左右开始出现补偿现象（Alencar et al.，2019；Codina, Buckley et al.，2011；Dye, Hauser et al.，2009）。那么，随着年龄的增长，听障人群的视觉功能补偿现象将如何发展？遗憾的是，由于客观现实条件的制约，符合筛选条件的听障被试较少。所以，研究者大都是将不同年龄的被试合并在一起进行比较和分析。在今后的研究中，需要努力招募更多的听障被试，细化并操纵听障被试的年龄，尝试描述"听障人群视觉功能补偿效应的发展趋势"。

第二，研究内容。本书肯定了听障人群中央凹补偿现象的存在，具有重要的理论价值，也为后续研究提供了新的方向：①听障人群视觉功能的中央凹补偿现象是否普遍存在。研究一在 VAS 任务上发现了听障人群的中央凹补偿现象，那这种补偿现象在其他任务上能否稳定存在，是否都是由于听障人群能够灵活地分配视觉注意资源？②深入探索听障人群视觉功能的"副中央凹—中央凹"关系，如操纵中央凹或副中央凹视野的任务负载，从多个角度验证听障人群视觉功能补偿现象的任务导向型发生机制。以视觉 1-back 任务为例，去掉中央凹区域的刺激，仅在副中央凹视野呈现四个刺激（Tydgat & Grainger，2009），或者变换目标刺激的呈现位置（Q. Chen et al.，2006；Prasad et al.，2017），增大副中央凹视野的注意资源投入比例，预期会发现听障人群 VAS 的副中央凹增强效应。

对于句子阅读过程而言，中央凹补偿现象能否促进听障读者的阅读过程？以往研究主要集中于听障者阅读过程中的副中央凹加工，比如听障读者对副中央凹信息的获取速度（刘璐，闫国利，2018）和加工程度（闫国利，陶佳雨等，2019；Pan et al.，2015；Yan et al.，2015）。相比副中央凹信息，中央凹信息对于阅读过程更为重要（Rayner & Bertera，1979）。若实验任务要求被试集中加工中央凹区域的信息，如副中央凹掩蔽范式，那么听障读者对中央凹信息的获取速度是否会增加，进而提高整体的阅读速度。鉴于听障读者能够从副中央凹视野内更远处的文本中获取信息（闫国利等，2021；Bélanger et al.，2018；Bélanger，Slattery et al.，2012），后续可以尝试探究听障读者对词 N+2 的预视作用，以及词 N+2 对中央凹目标词识别的影响。

第三，实践应用。本书发现听障人群视觉功能补偿现象的发生区域，具备任务导向型特点，这有助于进一步丰富听障人群的视觉功能补偿理论。但是，听障人群视觉功能补偿现象在实际生活中的应用研究，仍然相对匮乏。未来学者可以从实践角度入手，探讨听障人群视觉功能补偿作用的应用价值。例如，在聋生的课堂教学过程、生活场景中的目标搜索过程和车辆驾驶过程中，听障人群的视觉功能是否也能弥补听觉信息的不足。这类研究关系到听障人群的适应和生存，对于社会助残设施的设计和安放，都有一定启发。

第五节　结论

本书采用多种实验任务，系统地探究了听障人群视觉功能补偿现象对其阅读加工的影响，得到如下结论。

（1）同时加工多个不同的视觉刺激时，听障人群对中央凹刺激（数字和低复杂性汉字）的分辨能力，与年龄匹配的健听读者没有差异，但高于阅读水平匹配的健听读者。因此，在视觉注意广度的中央凹区域，发现了听障人群的视觉功能补偿现象。

（2）词汇判断任务中，副中央凹视野内的重复字能够促进中央凹目标字的识别，副中央凹视野内的无关字会干扰目标字的判断。听障读者和健听读者的副中央凹重复启动效应没有差异，而听障组的副中央凹干扰效应小于阅读能力匹配组，与年龄匹配组没有差异。因此，在词汇识别过程中，没有发现听障读者的视觉功能补偿现象。

（3）在听障读者和阅读能力匹配的健听读者中，发现了汉语句子阅读时的副中央凹—中央凹重复效应。相比阅读能力匹配组，听障读者的副中央凹—中央凹重复效应出现得更早，即听障人群的副中央凹视觉功能补偿现象能够促进其中央凹的词汇识别。

综上所述，在阅读相关的视觉任务中，听障人群能够根据实验任务的要求，把更多的视觉注意资源分配到中央凹或副中央凹视野。这使得听障人群的视觉功能补偿现象既可以发生在中央凹视野，也可以发生在副中央凹视野。

参考文献

中文参考文献

[1]白学军,刘娟,臧传丽,等.中文阅读过程中的副中央凹预视效应[J].心理科学进展,2011,19(12):1721-1729.

[2]程亚华,伍新春.小学一年级阅读流畅性对二、三年级阅读理解的预测[J].心理发展与教育,2018,34(3):314-321.

[3]崔磊,王穗苹,闫国利,等.中文阅读中副中央凹与中央凹相互影响的眼动实验[J].心理学报,2010,42(5):547-558.

[4]董琼,李虹,伍新春,等.汉语发展性阅读障碍儿童的阅读相关认知技能缺陷[J].中国临床心理学杂志,2012,20(6):798-801,764.

[5]范真知,方方,陈娟.视觉拥挤效应的神经机制[J].中国科学:生命科学,2014,44(5):450-462.

[6]付福音,陈朝阳,刘志方.聋生读者的阅读知觉广度与词汇加工特点:眼动证据[J].应用心理学,2019,25(2):152-160.

[7]共青团中央维护青少年权益部,中国互联网络信息中心.2020年全国未成年人互联网使用情况研究报告[EB/OL](2021-07-20)[2021-12-25].

[8]贺荟中,苏朦朦.成年聋人外周视觉加工优势及其原因探究——从行为到脑的研究[J].西北师大学报(社会科学版),2019,56(4):117-122.

[9]胡笑羽,白学军,闫国利.副中央凹—中央凹效应的研究现状及展望[J].心理科学进展,2010,18(3):412-419.

[10]胡笑羽,方平,白学军.语义相关性对副中央凹—中央凹效应的影响[J].心理科学,2013,36(2):311-314.

[11]李蕾.RSVP范式下聋人与健听人视觉特征之比较研究[D].西安:陕西师范大学,2014.

[12]李利平,伍新春,周宁宁,等.汉语儿童读词者的认知特征及其影响因素[J].心理学报,2016,48(10):1270-1281.

[13]刘璐.聋人阅读过程中的副中央凹视觉注意增强效应[D].天津:天津师范大学,2017.

[14]刘璐,闫国利.聋人阅读中的副中央凹视觉注意增强效应——来自消失文本的证据[J].心理学报,2018,50(7):715-726.

[15]刘幸娟,张阳,张明.听觉障碍人群检测任务基于位置的返回抑制[J].心理科学,2011,34(3):558-564.

[16]刘志方,曾台燊,柴林,等.失聪学生阅读中的词汇加工特点:消失文本证据[J].心理与行为研究,2021,19(5):592-598.

[17]米晓丽.汉语发展性阅读障碍儿童视觉注意力研究[D].乌鲁木齐:新疆师范大学,2016.

[18]乔静芝,张兰兰,闫国利.聋人与健听大学生汉语阅读知觉广度的比较研究[J].应用心理学,2011,17(3):249-258,264.

[19]邱倚璿,吴铭达.中文字形与音韵周边预视效益:于较佳阅读能力失聪者之证据[J].特殊教育研究学刊,2013,38(1),31-54.

[20]任筱宇,赵婧,毕鸿燕.动作视频游戏对发展性阅读障碍者阅读技能的影响及其内在机制[J].心理科学进展,2021,29(6):1000-1009.

[21]陶佳雨.聋人大学生视觉注意再分配对阅读影响的眼动研究[D].天津:天津师范大学,2020.

[22]王翠艳,杨广学.听障者与健听者视觉能力的比较研究述评[J].中国特殊教育,2016(6):26-31.

[23]王峰.阅读经验对视知觉加工的影响——来自文盲的证据[D].金

华:浙江师范大学,2017.

[24]王穗苹,佟秀红,杨锦绵,等.中文句子阅读中语义信息对眼动预视效应的影响[J].心理学报,2009,41(3):220-232.

[25]项明强,胡耿丹.聋人视觉注意的改变:从中央转移到边缘视野[J].中国特殊教育,2010(3):26-30.

[26]熊建萍,闫国利,白学军.不同年级学生汉语阅读知觉广度的眼动研究[J].心理科学,2009,32(3):584-587.

[27]闫国利,兰泽波,孟珠,等.听障者语音编码的研究范式述评[J].心理科学,2019,42(2):500-505.

[28]闫国利,秦钊.听觉障碍对聋人视觉功能影响的理论之争:缺陷还是补偿?[J].心理科学,2021,44(5):1266-1272.

[29]闫国利,陶佳雨,孟珠,等.聋人副中央凹字 N+1 预视效益的眼动研究[J].心理科学,2019,42(4):997-1003.

[30]闫国利,王丽红,巫金根,等.不同年级学生阅读知觉广度及预视效益的眼动研究[J].心理学报,2011,43(3):249-263.

[31]闫国利,王影超,刘璐,等.中学聋生阅读中的副中央凹注意增强特点:来自阅读知觉广度的证据[J].心理科学,2021,44(4):807-814.

[32]闫国利,巫金根,胡晏雯,等.当前阅读的眼动研究范式述评[J].心理科学进展,2010,18(12):1966-1976.

[33]闫国利,熊建萍,臧传丽,等.阅读研究中的主要眼动指标评述[J].心理科学进展,2013,21(4):589-605.

[34]杨雪,雷江华.阅读能力对听障大学生语音编码的调节作用[J].心理与行为研究,2021,19(5):599-605.

[35]张畅芯.早期听觉剥夺后的大脑可塑性:来自先天性听力障碍群体的证据[J].心理科学进展,2019,27(2):278-288.

[36]张厚粲,王晓平.瑞文标准推理测验在我国的修订[J].心理学报,

1989,21(2):113-121.

[37]赵婧.发展性阅读障碍的视觉注意广度技能[J].心理科学进展,
2019,27(1):20-26.

[38]赵英,伍新春,谢瑞波,等.视觉语言对听觉障碍人群阅读能力的影
响及作用机制[J].心理科学进展,2020,28(6):969-977.

英文参考文献

[1]ALENCAR C D C,BUTLER B E,LOMBER S G. What and How the Deaf
Brain Sees[J].Journal of Cognitive Neuroscience,2019,31(8):1091-1109.

[2]ALLEN J S,EMMOREY K,BRUSS J,et al. Neuroanatomical differences
in visual,motor,and language cortices between congenitally deaf signers,
hearing signers,and hearing non-signers[J].Frontiers in Neuroanatomy,
2013(7):26.

[3]ALMEIDA J,HE D J,CHEN Q J,et al. Decoding visual location from
neural patterns in the auditory cortex of the congenitally deaf[J].Psy-
chological Science,2015,26(11):1771-1782.

[4]ALMEIDA J,NUNES G,MARQUES J F,et al. Compensatory plasticity in the
congenitally deaf for visual tasks is restricted to the horizontal plane[J].
Journal of Experimental Psychology General,2018,147(6):924-932.

[5]AMADEO M B,CAMPUS C,PAVANI F,et al. Spatial cues influence
time estimations in deaf individuals[J].iScience,2019,19:369-377.

[6]ANGELE B,TRAN R,RAYNER K. Parafoveal-foveal overlap can facili-
tate ongoing word identification during reading:Evidence from eye move-
ments[J].Journal of Experimental Psychology Human Perception and
Performance,2013,39(2):526-538.

[7]ANS B,CARBONNEL S,VALDOIS S. A connectionist multiple-trace
memory model for polysyllabic word reading[J].Psychological Review,

1998,105(4):678-723.

[8] ANTÚNEZ M,MILLIGAN S,HERNÁNDEZ-CABRERA J A,et al. Semantic parafoveal processing in natural reading:Insight from fixation-related potentials & eye movements [J]. Psychophysiology, 2022, 59 (4):e13986.

[9] ANTZAKA A,ACHA J,CARREIRAS M,et al. Does the visual attention span play a role in the morphological processing of orthographic stimuli? [J]. Quarterly Journal of Experimental Psychology, 2019, 72 (7): 1704-1716.

[10] ANTZAKA A,LALLIER M,MEYER S,et al. Enhancing reading performance through action video games:The role of visual attention span [J]. Scientific Reports,2017(7):14563.

[11] ANTZAKA A,MARTIN C,CAFFARRA S,et al. The effect of orthographic depth on letter string processing:The case of visual attention span and rapid automatized Naming [J]. Reading and Writing, 2018, 31 (3): 583-605.

[12] ARMSTRONG B A,NEVILLE H J,HILLYARD S A,et al. Auditory deprivation affects processing of motion, but not color [J]. Cognitive Brain Research,2002,14(3):422-434.

[13] AWADH F H R,PHÉNIX T,ANTZAKA A,et al. Cross-language modulation of visual attention span:An Arabic-french-spanish comparison in skilled adult readers[J]. Frontiers in Psychology,2016(7):307.

[14] BAAYEN R H,DAVIDSON D J,BATES D M. Mixed-effects modeling with crossed random effects for subjects and items[J]. Journal of Memory and Language,2008,59(4):390-412.

[15] BAIZER J S,UNGERLEIDER L G,DESIMONE R. Organization of visual inputs to the inferior temporal and posterior parietal cortex in ma-

caques[J]. The Journal of Neuroscience,1991,11(1):168-190.

[16] BANFI C,KEMÉNY F,GANGL M,et al. Visual attention span performance in German-speaking children with differential reading and spelling profiles:No evidence of group differences[J]. PLoS One,2018,13(6): e0198903.

[17] BATES D,MÄCHLER M,BOLKER B,et al. Fitting linear mixed-effects models Usinglme4[J]. Journal of Statistical Software,2015,67 (1):1-48.

[18] BAVELIER D,BROZINSKY C,TOMANN A,et al. Impact of early deafness and early exposure to sign language on the cerebral organization for motion processing[J]. The Journal of Neuroscience,2001,21 (22):8931-8942.

[19] BAVELIER D,DYE M W G,HAUSER P C. Do deaf individuals see better? [J]. Trends in Cognitive Sciences,2006,10(11):512-518.

[20] BAVELIER D,HIRSHORN E A. I see where you're hearing:How cross-modal plasticity may exploit homologous brain structures[J]. Nature Neuroscience,2010(13):1309-1311.

[21] BAVELIER D,NEVILLE H J. Cross-modal plasticity:Where and how? [J]. Nature Reviews Neuroscience,2002(3):443-452.

[22] BAVELIER D,TOMANN A,HUTTON C,et al. Visual attention to the periphery is enhanced in congenitally deaf individuals[J]. The Journal of Neuroscience,2000,20(17):RC93.

[23] BÉLANGER N N,BAUM S R,MAYBERRY R I. Reading difficulties in adult deaf readers of French:Phonological codes,not guilty! [J]. Scientific Studies of Reading,2012,16(3):263-285.

[24] BÉLANGER N N,LEE M,SCHOTTER E R. Young skilled deaf readers have an enhanced perceptual span in reading[J]. Quarterly Journal of

Experimental Psychology (2006),2017,71(1):1-34.

[25] BÉLANGER N N,MAYBERRY R I,RAYNER K. Orthographic and phonological preview benefits:Parafoveal processing in skilled and less-skilled deaf readers[J]. Quarterly Journal of Experimental Psychology (2006),2013,66(11):2237-2252.

[26] BÉLANGER N N,RAYNER K. What eye movements reveal about deaf readers[J]. Current Directions in Psychological Science,2015,24(3): 220-226.

[27] BÉLANGER N N,SLATTERY T J,MAYBERRY R I,et al. Skilled deaf readers have an enhanced perceptual span in reading[J]. Psychological Science,2012,23(7):816-823.

[28] BELL L,WAGELS L,NEUSCHAEFER-RUBE C,et al. The cross-modal effects of sensory deprivation on spatial and temporal processes in vision and audition:A systematic review on behavioral and neuroimaging research since 2000[J]. Neural Plasticity,2019.

[29] BENETTI S,VAN ACKEREN M J,RABINI G,et al. Functional selectivity for face processing in the temporal voice area of early deaf individuals[J]. Proceedings of the National Academy of Sciences of the United States of America,2017,114(31):E6437-E6446.

[30] BETTGER J,EMMOREY K,MCCULLOUGH S,et al. Enhanced facial discrimination:Effects of experience with American sign language[J]. Journal of Deaf Studies and Deaf Education,1997,2(4):223-233.

[31] BLYTHE H I,DICKINS J H,KENNEDY C R,et al. Phonological processing during silent reading in teenagers who are deaf/hard of hearing: An eye movement investigation[J]. Developmental Science,2018,21 (5):e12643.

[32] BOLA Ł,ZIMMERMANN M,MOSTOWSKI P,et al. Task-specific reor-

ganization of the auditory cortex in deaf humans[J]. Procccdings of the National Academy of Sciences of the United States of America,2017, 114(4):E600-E609.

[33]BOSSE M L,TAINTURIER M J,VALDOIS S. Developmental dyslexia: The visual attention span deficit hypothesis[J]. Cognition,2007,104 (2):198-230.

[34]BOSSE M L,VALDOIS S. Influence of the visual attention span on child reading performance:A cross-sectional study[J]. Journal of Research in Reading,2009(32):230-253.

[35]BOSWORTH R G,DOBKINS K R. Left-hemisphere dominance for motion processing in deaf signers [J]. Psychological Science,1999,10 (3):256-262.

[36]BOSWORTH R G,DOBKINS K R. The effects of spatial attention on motion processing in deaf signers,hearing signers,and hearing nonsigners[J]. Brain and Cognition,2002,49(1):152-169.

[37]BOSWORTH R G,DOBKINS K R. Visual field asymmetries for motion processing in deaf and hearing signers[J]. Brain and Cognition,2002, 49(1):170-181.

[38]BOSWORTH R G,PETRICH J A F,DOBKINS K R. Effects of attention and laterality on motion and orientation discrimination in deaf signers [J]. Brain and Cognition,2013,82(1):117-126.

[39]BOTTARI D,CACLIN A,GIARD M H,et al. Changes in early cortical visual processing predict enhanced reactivity in deaf individuals[J]. PLoS One,2011,6(9):e25607.

[40]BOTTARI D,HEIMLER B,CACLIN A,et al. Visual change detection recruits auditory cortices in early deafness[J]. NeuroImage,2014,94: 172-184.

［41］BOTTARI D,NAVA E,LEY P,et al. Enhanced reactivity to visual stimuli in deaf individuals［J］. Restorative Neurology and Neuroscience, 2010,28(2):167-179.

［42］BOTTARI D,TURATTO M,BONFIOLI F,et al. Change blindness in profoundly deaf individuals and cochlear implant recipients［J］. Brain Research,2008,1242:209-218.

［43］BOTTARI D, VALSECCHI M, PAVANI F. Prominent reflexive eye-movement orienting associated with deafness［J］. Cognitive Neuroscience,2012,3(1):8-13.

［44］BROSS M. Residual sensory capacities of the deaf:A signal detection analysis of a visual discrimination task［J］. Perceptual and Motor Skills, 1979,48(1):187-194.

［45］BROSS M,SAUERWEIN H. Signal detection analysis of visual flicker in deaf and hearing individuals［J］. Perceptual and Motor Skills,1980,51 (3 Pt 1):839-843.

［46］BROZINSKY C J, BAVELIER D. Motion velocity thresholds in deaf signers:Changes in lateralization but not in overall sensitivity［J］. Brain Research Cognitive Brain Research,2004,21(1):1-10.

［47］BUCKLEY D,CODINA C,BHARDWAJ P,et al. Action video game players and deaf observers have larger Goldmann visual fields［J］. Vision Research,2010,50(5):548-556.

［48］BURNSTINE T H,GREENOUGH W T,TEES R C. Intermodal Compensation following Damage or Deprivation:A Review of Behavioral and Neural Evidence［M］. Early Brain Damage. Amsterdam:Elsevier,1984: 3-34.

［49］CALVO M G,CASTILLO M D. Semantic word priming in the absence of eye fixations:Relative contributions of overt and covert attention［J］.

Psychonomic Bulletin & Review,2009,16(1):51-56.

[50]CALVO M G,EYSENCK M W. Affective significance enhances covert attention:Roles of anxiety and word familiarity[J]. Quarterly Journal of Experimental Psychology,2008,61(11):1669-1686.

[51]CALVO M G,GUTIÉRREZ A,FERNÁNDEZ-MARTÍN A. Anxiety and deficient inhibition of threat distractors:Spatial attention span and time course[J]. Journal of Cognitive Psychology,2012,24(1):66-78.

[52]CALVO M G,NUMMENMAA L. Lateralised covert attention in word i-dentification[J]. Laterality,2009,14(2):178-195.

[53]CHAN K S C,YEUNG P S. Prediction of Chinese reading fluency by verbal and non-verbal visual attention span measures[J]. Frontiers in Psychology,2020(10):3049.

[54]CHEN N T,ZHENG M,HO C S H. Examining the visual attention span deficit hypothesis in Chinese developmental dyslexia[J]. Reading and Writing,2019,32(3):639-662.

[55]CHEN Q,HE G H,CHEN K P,et al. Altered spatial distribution of visual attention in near and far space after early deafness[J]. Neuropsychologia,2010,48(9):2693-2698.

[56]CHEN Q,ZHANG M,ZHOU X L. Effects of spatial distribution of attention during inhibition of return (IOR) on flanker interference in hearing and congenitally deaf people[J]. Brain Research,2006,1109(1):117-127.

[57]CHEN Z,RAU P L P,CHEN C L. How to design finger input of Chinese characters:A literature review[J]. International Journal of Industrial Ergonomics,2014,44(3):428-435.

[58]CHENG C,YAO Y,WANG Z J,et al. Visual attention span and phonological skills in Chinese developmental dyslexia[J]. Research in Devel-

opmental Disabilities,2021(116):104015.

[59]CHIU Y S,WU M D. Use of phonological representations of Taiwan Sign Language in Chinese reading:Evidence from deaf signers[J]. Bulletin of Special Education,2016,41(1):91-109.

[60]CHLUBNOVÁ J,KREMLÁCEK J,KUBOVÁ Z,et al. Visual evoked potentials and event related potentials in congenitally deaf subjects[J]. Physiological Research,2005,54(6):577-583.

[61]CHUNG K K H,HO C S H. Second language learning difficulties in Chinese children with dyslexia:What are the reading-related cognitive skills that contribute to English and Chinese word reading? [J]. Journal of Learning Disabilities,2010,43(3):195-211.

[62]CODINA C,BUCKLEY D,PORT M,et al. Deaf and hearing children:A comparison of peripheral vision development[J]. Developmental Science,2011,14(4):725-737.

[63]CODINA C J,PASCALIS O,BASELER H A,et al. Peripheral visual reaction time is faster in deaf adults and British sign language interpreters than in hearing adults[J]. Frontiers in Psychology,2017(8):50.

[64]CODINA C,PASCALIS O,MODY C,et al. Visual advantage in deaf adults linked to retinal changes[J]. PLoS One,2011,6(6):e20417.

[65]COHEN,J. Statistical Power Analysis for the Behavioral Sciences[M]. 2nd ed. New York:Academic Press,1988.

[66]COLLIS N L,KOHNEN S,KINOSHITA S. The role of visual spatial attention in adult developmental dyslexia[J]. Quarterly Journal of Experimental Psychology (2006),2013,66(2):245-260.

[67]COLMENERO J M,CATENA A,FUENTES L J,et al. Mechanisms of visuospatial orienting in deafness[J]. European Journal of Cognitive Psychology,2004,16(6):791-805.

[68] CONWAY C M, PISONI D B, ANAYA E M, et al. Implicit sequence learning in deaf children with cochlear implants[J]. Developmental Science, 2011, 14(1):69-82.

[69] CONWAY C M, PISONI D B, KRONENBERGER W G. The importance of sound for cognitive sequencing abilities: The auditory scaffolding hypothesis[J]. Current Directions in Psychological Science, 2009, 18(5):275-279.

[70] DARE N, SHILLCOCK R. Serial and parallel processing in reading: Investigating the effects of parafoveal orthographic information on nonisolated word recognition[J]. Quarterly Journal of Experimental Psychology (2006), 2013, 66(3):487-504.

[71] DAZA M T, PHILLIPS-SILVER J. Development of attention networks in deaf children: Support for the integrative hypothesis[J]. Research in Developmental Disabilities, 2013, 34(9):2661-2668.

[72] DRIEGHE D. Parafoveal-on-foveal effects on eye movements during reading[M]. LIVERSWDGE S., GILCHRIST I., EVERLING S. Oxford handbook of eye movements. Oxford: Oxford University Press, 2011:839-855.

[73] DYE M W G. Temporal entrainment of visual attention in children: Effects of age and deafness[J]. Vision Research, 2014(105):29-36.

[74] DYE M W G. Foveal processing under concurrent peripheral load in profoundly deaf adults[J]. The Journal of Deaf Studies and Deaf Education, 2016, 21(2):122-128.

[75] DYE M W G, BARIL D E, BAVELIER D. Which aspects of visual attention are changed by deafness? The case of the Attentional Network Test[J]. Neuropsychologia, 2007, 45(8):1801-1811.

[76] DYE M W G, BAVELIER D. Attentional enhancements and deficits in

deaf populations: An integrative review[J]. Restorative Neurology and Neuroscience, 2010, 28(2):181-192.

[77] DYE M W G, BAVELIER D. Visual attention in deaf humans: A neuro-plasticity perspective[M]. KRAL A., POPPER A., FAY R. Deafness. New York: Springer, 2013, 237-263.

[78] DYE M W G, GREEN C S, BAVELIER D. The development of attention skills in action video game players[J]. Neuropsychologia, 2009, 47(8/9):1780-1789.

[79] DYE M W G, HAUSER P C. Sustained attention, selective attention and cognitive control in deaf and hearing children[J]. Hearing Research, 2014(309):94-102.

[80] DYE M W G, HAUSER P C, BAVELIER D. Visual skills and cross-modal plasticity in deaf readers: Possible implications for acquiring meaning from print[J]. Annals of the New York Academy of Sciences, 2008(1145):71-82.

[81] DYE M W G, HAUSER P C, BAVELIER D. Is visual selective attention in deaf individuals enhanced or deficient? The case of the useful field of view[J]. PLoS One, 2009, 4(5):e5640.

[82] ENGBERT R, NUTHMANN A, RICHTER E M, et al. SWIFT: A dynamical model of saccade generation during reading[J]. Psychological Review, 2005, 112(4):777-813.

[83] ERIKSEN B A, ERIKSEN C W. Effects of noise letters upon the identification of a target letter in a nonsearch task[J]. Perception & Psychophysics, 1974, 16(1):143-149.

[84] FABRE L, LEMAIRE P, GRAINGER J. Attentional modulation of masked repetition and categorical priming in young and older adults [J]. Cognition, 2007, 105(3):513-532.

[85] FAUL F, ERDFELDER E, BUCHNER A, et al. Statistical power analyses using G * Power 3. 1: Tests for correlation and regression analyses [J]. Behavior Research Methods, 2009, 41(4):1149-1160.

[86] FINE I, FINNEY E M, BOYNTON G M, et al. Comparing the effects of auditory deprivation and sign language within the auditory and visual cortex[J]. Journal of Cognitive Neuroscience, 2005, 17(10):1621-1637.

[87] FINNEY E M, CLEMENTZ B A, HICKOK G, et al. Visual stimuli activate auditory cortex in deaf subjects: Evidence from MEG[J]. Neuroreport, 2003, 14(11):1425-1427.

[88] FINNEY E M, DOBKINS K R. Visual contrast sensitivity in deaf versus hearing populations: Exploring the perceptual consequences of auditory deprivation and experience with a visual language[J]. Brain Research Cognitive Brain Research, 2001, 11(1):171-183.

[89] FREY A, BOSSE M L. Perceptual span, visual span, and visual attention span: Three potential ways to quantify limits on visual processing during reading[J]. Visual Cognition, 2018, 26(6):412-429.

[90] GERMANO G D, REILHAC C, CAPELLINI S A, et al. The phonological and visual basis of developmental dyslexia in Brazilian Portuguese reading children[J]. Frontiers in Psychology, 2014(5):1169.

[91] GOOD A, REED M J, RUSSO F A. Compensatory plasticity in the deaf brain: Effects on perception of music[J]. Brain Sciences, 2014, 4(4):560-574.

[92] GRAINGER J, MATHÔT S, VITU F. Tests of a model of multi-word reading: Effects of parafoveal flanking letters on foveal word recognition [J]. Acta Psychologica, 2014(146):35-40.

[93] GÜDÜCÜ Ç, ERGÖNÜL İ, ÖNIZ A, et al. Deaf adolescents have bigger responses for somatosensory and visual stimulations[J]. Neuroscience

Letters,2019(707):134283.

[94]GUTIERREZ A,CALVO M. Foveal vs. parafoveal processing in anxiety: Broadened spatial attention for threat words[J]. Psicológica,2011,32 (2):301-321.

[95]HAUSER P C,DYE M W G,BOUTLA M,et al. Deafness and visual e-numeration:Not all aspects of attention are modified by deafness[J]. Brain Research,2007(1153):178-187.

[96]HAUTHAL N,NEUMANN M F,SCHWEINBERGER S R. Attentional spread in deaf and hearing participants:Face and object distractor processing under perceptual load[J]. Attention,Perception,& Psychophysics,2012,74(6):1312-1320.

[97]HAUTHAL N,SANDMANN P,DEBENER S,et al. Visual movement perception in deaf and hearing individuals[J]. Advances in Cognitive Psychology,2013,9(2):53-61.

[98]HAUTHAL N,THORNE J D,DEBENER S,et al. Source localisation of visual evoked potentials in congenitally deaf individuals[J]. Brain Topography,2014,27(3):412-424.

[99]HAWELKA S,WIMMER H. Impaired visual processing of multi-element arrays is associated with increased number of eye movements in dyslexic reading[J]. Vision Research,2005,45(7):855-863.

[100]HAWELKA S,WIMMER H. Visual target detection is not impaired in dyslexic readers[J]. Vision Research,2008,48(6):850-852.

[101]HEIMLER B,PAVANI F. Response speed advantage for vision does not extend to touch in early deaf adults[J]. Experimental Brain Research,2014,232(4):1335-1341.

[102]HEIMLER B,VAN ZOEST W,BARUFFALDI F,et al. Finding the balance between capture and control:Oculomotor selection in early

deaf adults[J]. Brain and Cognition,2015(96):12-27.

[103]HOLMER E,RUDNER M,SCHÖNSTRÖM K,et al. Evidence of an effect of gaming experience on visuospatial attention in deaf but not in hearing individuals[J]. Frontiers in Psychology,2020(11):534741.

[104]HOLMES V M,DAWSON G. Visual-attentional span and lexical-decision in skilled adult readers[J]. Journal of Research in Reading, 2014,37(4):331-355.

[105]HORN D L,DAVIS R A O,PISONI D B,et al. Development of visual attention skills in prelingually deaf children who use cochlear implants [J]. Ear and Hearing,2005,26(4):389-408.

[106]HUANG C,LIU N Y,ZHAO J. Different predictive roles of phonological awareness and visual attention span for early character reading fluency in Chinese[J]. The Journal of General Psychology, 2021, 148(1): 45-66.

[107]HUANG C,LORUSSO M L,LUO Z,et al. Developmental differences in the relationship between visual attention span and Chinese reading fluency[J]. Frontiers in Psychology,2019(10):2450.

[108]HYÖNÄ J. Do irregular letter combinations attract readers' attention? Evidence from fixation locations in words[J]. Journal of Experimental Psychology: Human Perception and Performance, 1995, 21(1): 68-81.

[109]HYÖNÄ J,BERTRAM R. Do frequency characteristics of nonfixated words influence the processing of fixated words during reading? [J]. European Journal of Cognitive Psychology,2004,16(1/2):104-127.

[110]INHOFF A W,LIU W. The perceptual span and oculomotor activity during the reading of Chinese sentences[J]. Journal of Experimental Psychology Human Perception and Performance,1998,24(1):20-34.

[111]INHOFF A W,RADACH R,STARR M,et al. Allocation of visuo-spatial attention and saccade programming during reading[M]. Reading as a Perceptual Process. Amsterdam:Elsevier,2000:221-246.

[112]JORDAN T R,ALMABRUK A A A,GADALLA E A,et al. Reading direction and the central perceptual span:Evidence from Arabic and English[J]. Psychonomic Bulletin & Review,2014,21(2):505-511.

[113]JORDAN T R,PATCHING G R,MILNER A D. Central fixations are inadequately controlled by instructions alone:Implications for studying cerebral asymmetry[J]. The Quarterly Journal of Experimental Psychology Section A,1998,51(2):371-391.

[114]KHELIFI R,SPARROW L,CASALIS S. Third and fifth graders' processing of parafoveal information in reading:A study in single-word recognition [J]. Journal of Experimental Child Psychology, 2015 (139):1-17.

[115]KHELIFI R,SPARROW L,CASALIS S. Are the final letters of a parafoveal word used by developing readers? Evidence from a single word reading task[J]. Cognitive Development,2017(41):65-72.

[116]KUZNETSOVA A,BROCKHOFF P B,CHRISTENSEN R H B. lmerTest package:Tests in linear mixed effects models[J]. Journal of Statistical Software,2017,82(13):1-26.

[117]LALLIER M,CARREIRAS M,TAINTURIER M J,et al. Orthographic transparency modulates the grain size of orthographic processing:Behavioral and ERP evidence from bilingualism[J]. Brain Research,2013(1505):47-60.

[118]LEI L,PAN J E,LIU H Y,et al. Developmental trajectories of reading development and impairment from ages 3 to 8 years in Chinese children[J]. Journal of Child Psychology and Psychiatry,and Allied Dis-

ciplines,2011,52(2):212-220.

[119]LI J X,ZHAO J,HAN J X,et al. Electrophysiological correlates of visual attention span in Chinese adults with poor reading fluency[J]. Experimental Brain Research,2021,239(6):1987-1999.

[120]LIU N,YU R F,ZHANG Y H. Effects of font size,stroke width,and character complexity on the legibility of Chinese characters[J]. Human Factors and Ergonomics in Manufacturing & Service,2016,26(3):381-392.

[121]LIU Z F,CHEN C Y,TONG W,et al. Deafness enhances perceptual span size in Chinese reading:Evidence from a gaze-contingent moving-window paradigm[J]. PsyCh Journal,2021,10(4):508-520.

[122]LOBIER M,PEYRIN C,LE BAS J F,et al. Pre-orthographic character string processing and parietal cortex:A role for visual attention in reading? [J]. Neuropsychologia,2012,50(9):2195-2204.

[123]LOBIER M A,PEYRIN C,PICHAT C,et al. Visual processing of multiple elements in the dyslexic brain:Evidence for a superior parietal dysfunction[J]. Frontiers in Human Neuroscience,2014(8):479.

[124]HONG LORE W,SONG S. Central and peripheral visual processing in hearing and nonhearing individuals[J]. Bulletin of the Psychonomic Society,1991,29(5):437-440.

[125]LOMBER S G,MEREDITH M A,KRAL A. Cross-modal plasticity in specific auditory cortices underlies visual compensations in the deaf [J]. Nature Neuroscience,2010(13):1421-1427.

[126]MARZOUKI Y,GRAINGER J. Effects of prime and target eccentricity on masked repetition priming[J]. Psychonomic Bulletin & Review,2008,15(1):141-148.

[127]MARZOUKI Y,MEETER M,GRAINGER J. Effects of prime—Target

spatial separation and attentional deployment on masked repetition priming[J]. Perception & Psychophysics,2008,70(7):1393-1400.

[128]MCBRIDE-CHANG C,CHOW B W Y,ZHONG Y P,et al. Chinese character acquisition and visual skills in two Chinese scripts [J]. Reading and Writing,2005,18(2):99-128.

[129]MCCONKIE G W,RAYNER K. The span of the effective stimulus during a fixation in reading[J]. Perception & Psychophysics, 1975, 17 (6):578-586.

[130]MCCONKIE G W,RAYNER K. Asymmetry of the perceptual span in reading[J]. Bulletin of the Psychonomic Society,1976,8(5):365-368.

[131]MCCULLOUGH S,EMMOREY K. Face processing by deaf ASL signers:Evidence for expertise in distinguishing local features [J]. The Journal of Deaf Studies and Deaf Education,1997,2(4):212-222.

[132]MEGREYA A M,BINDEMANN M. A visual processing advantage for young-adolescent deaf observers:Evidence from face and object matching tasks[J]. Scientific Reports,2017(7):41133.

[133]MERABET L B,PASCUAL-LEONE A. Neural reorganization following sensory loss:The opportunity of change[J]. Nature Reviews Neuroscience,2010(11):44-52.

[134]MEREDITH M A,KRYKLYWY J,MCMILLAN A J,et al. Crossmodal reorganization in the early deaf switches sensory,but not behavioral roles of auditory cortex[J]. Proceedings of the National Academy of Sciences of the United States of America,2011,108(21):8856-8861.

[135]MEREDITH M A,LOMBER S G. Somatosensory and visual crossmodal plasticity in the anterior auditory field of early-deaf cats[J]. Hearing Research,2011,280(1/2):38-47.

[136]MIRAULT J,YEATON J,BROQUA F,et al. Parafoveal-on-foveal

repetition effects in sentence reading：A co－registered eye－tracking and electroencephalogram study [J]. Psychophysiology, 2020, 57 (8)：e13553.

[137] MITCHELL R E, KARCHMER M A. Chasing the mythical ten percent：Parental hearing status of deaf and hard of hearing students in the United States[J]. Sign Language Studies, 2004, 4(2)：138–163.

[138] MITCHELL T V, MASLIN M T. How vision matters for individuals with hearing loss [J]. International Journal of Audiology, 2007, 46 (9)：500–511.

[139] MITCHELL T V, NEVILLE H J. Effects of age and experience on the development of neurocognitive systems [M]. The Cognitive Electrophysiology of Mind and Brain. Amsterdam：Elsevier, 2003：225–244.

[140] MITCHELL T V, NEVILLE H J. Asynchronies in the development of electrophysiological responses to motion and color[J]. Journal of Cognitive Neuroscience, 2004, 16(8)：1363–1374.

[141] MITCHELL T V, QUITTNER A L. Multimethod study of attention and behavior problems in hearing–impaired children[J]. Journal of Clinical Child Psychology, 1996, 25(1)：83–96.

[142] NEVILLE H J, BAVELIER D. Effects of auditory and visual deprivation on human brain development [J]. Clinical Neuroscience Research, 2001, 1(4)：248–257.

[143] NEVILLE H, BAVELIER D. Human brain plasticity：Evidence from sensory deprivation and altered language experience[J]. Progress in Brain Research, 2002(138)：177–188.

[144] NEVILLE H J, LAWSON D. Attention to central and peripheral visual space in a movement detection task：An event－related potential and behavioral study. II. Congenitally deaf adults [J]. Brain Research,

1987,405(2):268-283.

[145]NEVILLE H J,LAWSON D. Attention to central and peripheral visual space in a movement detection task. Ⅲ. Separate effects of auditory deprivation and acquisition of a visual language[J]. Brain Research, 1987,405(2):284-294.

[146]NEVILLE H J,SCHMIDT A,KUTAS M. Altered visual-evoked potentials in congenitally deaf adults[J]. Brain Research,1983,266(1):127-132.

[147]PAN J E,MCBRIDE-CHANG C,SHU H,et al. What is in the Naming? A 5-year longitudinal study of early rapid Naming and phonological sensitivity in relation to subsequent reading skills in both native Chinese and English as a second language[J]. Journal of Educational Psychology,2011,103(4):897-908.

[148]PAN J E,SHU H,WANG Y L,et al. Parafoveal activation of sign translation previews among deaf readers during the reading of Chinese sentences[J]. Memory & Cognition,2015,43(6):964-972.

[149]PARASNIS I,SAMAR V J. Parafoveal attention in congenitally deaf and hearing young adults[J]. Brain and Cognition,1985,4(3):313-327.

[150]PARASNIS I,SAMAR V J,BERENT G P. Deaf adults without attention deficit hyperactivity disorder display reduced perceptual sensitivity and elevated impulsivity on the Test of Variables of Attention (T. O. V. A.)[J]. Journal of Speech,Language,and Hearing Research:JSLHR,2003,46(5):1166-1183.

[151]PATCHING G R,JORDAN T R. Increasing the benefits of eye-tracking devices in divided visual field studies of cerebral asymmetry[J]. Behavior Research Methods,Instruments,& Computers,1998,30(4): 643-650.

[152]MURRAY M M, WALLACE M T. Visual abilities in individuals with

profound deafness:A critical review[M]. The neural bases of multi-sensory processes. Boca Raton:CRC Press,2012:421-445.

[153]POIZNER H,TALLAL P. Temporal processing in deaf signers[J]. Brain and Language,1987,30(1):52-62.

[154]PRASAD S G,PATIL G S,MISHRA R K. Effect of exogenous cues on covert spatial orienting in deaf and normal hearing individuals[J]. PLoS One,2015,10(10):e0141324.

[155]PRASAD S,PATIL G S,MISHRA R K. Cross-modal plasticity in the deaf enhances processing of masked stimuli in the visual modality[J]. Scientific Reports,2017(7):8158.

[156]PROKSCH J,BAVELIER D. Changes in the spatial distribution of visual attention after early deafness [J]. Journal of Cognitive Neuroscience,2002,14(5):687-701.

[157]QUITTNER A L,BARKER D H,SNELL C,et al. Improvements in visual attention in deaf infants and toddlers after cochlear implantation [J]. Audiological Medicine,2007,5(4):242-249.

[158]QUITTNER A,SMITH L B,OSBERGER M,et al. The impact of audition on the development of visual attention[J]. Psychological Science, 1994(5):347-353.

[159]RAYNER K. The perceptual span and peripheral cues in reading[J]. Cognitive Psychology,1975,7(1):65-81.

[160]RAYNER K. Eye movements in reading and information processing:20 years of research[J]. Psychological Bulletin,1998,124(3):372-422.

[161]RAYNER K. Eye movements and attention in reading,scene perception,and visual search[J]. Quarterly Journal of Experimental Psychology (2006),2009,62(8):1457-1506.

[162]RAYNER K,BERTERA J H. Reading without a fovea[J]. Science,

1979,206(4417):468-469.

[163] RAYNER K,LIVERSEDGE S P,WHITE S J,et al. Reading disappearing text:Cognitive control of eye movements[J]. Psychological Science,2003,14(4):385-388.

[164] REICHLE E D,POLLATSEK A,FISHER D L,et al. Toward a model of eye movement control in reading[J]. Psychological Review,1998,105(1):125-157.

[165] REICHLE E D,WARREN T,MCCONNELL K. Using E-Z reader to model the effects of higher level language processing on eye movements during reading[J]. Psychonomic Bulletin & Review,2009,16(1):1-21.

[166] RETTER T L,WEBSTER M A,JIANG F. Directional visual motion is represented in the auditory and association cortices of early deaf individuals[J]. Journal of Cognitive Neuroscience,2019,31(8):1126-1140.

[167] REYNOLDS H N. Perceptual effects of deafness[M]. Perception and Experience. Boston,MA:Springer US,1978:241-259.

[168] REYNOLDS H N. Effects of foveal stimulation on peripheral visual processing and laterality in deaf and hearing subjects[J]. The American Journal of Psychology,1993,106(4):523-540.

[169] ROTHPLETZ A M,ASHMEAD D H,THORPE A M. Responses to targets in the visual periphery in deaf and normal-hearing adults[J]. Journal of Speech,Language,and Hearing Research,2003,46(6):1378-1386.

[170] SAMAR V J,BERGER L. Does a flatter general gradient of visual attention explain peripheral advantages and central deficits in deaf adults? [J]. Frontiers in Psychology,2017(8):713.

[171] SCHOTTER E R,ANGELE B,RAYNER K. Parafoveal processing in

reading[J]. Attention, Perception, & Psychophysics, 2012, 74 (1): 5-35.

[172] SCOTT G D, KARNS C M, DOW M W, et al. Enhanced peripheral visual processing in congenitally deaf humans is supported by multiple brain regions, including primary auditory cortex[J]. Frontiers in Human Neuroscience, 2014(8):177.

[173] SEYMOUR J L, LOW K A, MACLIN E L, et al. Reorganization of neural systems mediating peripheral visual selective attention in the deaf: An optical imaging study[J]. Hearing Research, 2017(343):162-175.

[174] SHALEV T, SCHWARTZ S, MILLER P, et al. Do deaf individuals have better visual skills in the periphery? Evidence from processing facial attributes[J]. Visual Cognition, 2020, 28(3):205-217.

[175] SHARMA A., MITCHELL T. The impact of deafness on the human central auditory and visual systems[M]. KRAL A., POPPER A., FAY R. Deafness. New York: Springer, 2013:189-215.

[176] SHIELL M M, CHAMPOUX F, ZATORRE R J. Enhancement of visual motion detection thresholds in early deaf people[J]. PLoS One, 2014, 9(2):e90498.

[177] SHIELL M M, CHAMPOUX F, ZATORRE R J. The right hemisphere planum temporale supports enhanced visual motion detection ability in deaf people: Evidence from cortical thickness[J]. Neural Plasticity, 2016:7217630.

[178] SHIELL M M, ZATORRE R J. White matter structure in the right planum temporale region correlates with visual motion detection thresholds in deaf people[J]. Hearing Research, 2017(343):64-71.

[179] SIMON M, CAMPBELL E, GENEST F, et al. The impact of early deafness on brain plasticity: A systematic review of the white and gray mat-

ter changes[J]. Frontiers in Neuroscience,2020(14):206.

[180]SIMON M,LAZZOUNI L,CAMPBELL E,et al. Enhancement of visual biological motion recognition in early−deaf adults:Functional and behavioral correlates[J]. PLoS One,2020,15(8):e0236800.

[181]SLADEN D P,THARPE A M,ASHMEAD D H,et al. Visual attention in deaf and normal hearing adults:Effects of stimulus compatibility [J]. Journal of Speech, Language, and Hearing Research:JSLHR, 2005,48(6):1529−1537.

[182]SMITH L B,QUITTNER A L,OSBERGER M J,et al. Audition and visual attention:The developmental trajectory in deaf and hearing populations[J]. Developmental Psychology,1998,34(5):840−850.

[183]SMITTENAAR C R,MACSWEENEY M,SERENO M I,et al. Does congenital deafness affect the structural and functional architecture of primary visual cortex? [J]. The Open Neuroimaging Journal,2016(10): 1−19.

[184]SNELL J,BERTRAND D,MEETER M,et al. Integrating orthographic information across time and space [J]. Experimental Psychology, 2018,65(1):32−39.

[185]SNELL J,GRAINGER J. Parallel word processing in the flanker paradigm has a rightward bias[J]. Attention, Perception, & Psychophysics,2018,80(6):1512−1519.

[186]SNELL J,GRAINGER J. Readers are parallel processors[J]. Trends in Cognitive Sciences,2019,23(7):537−546.

[187]SNELL J,VITU F,GRAINGER J. Integration of parafoveal orthographic information during foveal word reading:Beyond the sub−lexical level? [J]. Quarterly Journal of Experimental Psychology, 2017, 70 (10): 1984−1996.

[188] STEVENS C, NEVILLE H. Neuroplasticity as a double-edged sword: Deaf enhancements and dyslexic deficits in motion processing[J]. Journal of Cognitive Neuroscience, 2006, 18(5): 701-714.

[189] TAFT M, ZHU X P. Submorphemic processing in reading Chinese[J]. Journal of Experimental Psychology: Learning, Memory, and Cognition, 1997, 23(3): 761-775.

[190] TAN L H, PERFETTI C A. Phonological codes as early sources of constraint in Chinese word identification: A review of current discoveries and theoretical accounts[M]. Cognitive Processing of the Chinese and the Japanese Languages. Dordrecht: Springer Netherlands, 1998: 165-200.

[191] TAO J Y, QIN Z, MENG Z, et al. Reading skill modulates the effect of parafoveal distractors on foveal lexical decision in deaf students[J]. PLoS One, 2019, 14(9): e0221891.

[192] TERHUNE-COTTER B P, CONWAY C M, DYE M W G. Visual sequence repetition learning is not impaired in signing DHH children [J]. The Journal of Deaf Studies and Deaf Education, 2021, 26(3): 322-335.

[193] THORPE A M, ASHMEAD D H, ROTHPLETZ A M. Visual attention in children with normal hearing, children with hearing aids, and children with cochlear implants[J]. Journal of Speech, Language, and Hearing Research, 2002, 45(2): 403-413.

[194] THIERFELDER P, WIGGLESWORTH G, TANG G. Sign phonological parameters modulate parafoveal preview effects in deaf readers[J]. Cognition, 2020(201): 104286.

[195] TYDGAT I, GRAINGER J. Serial position effects in the identification of letters, digits, and symbols[J]. Journal of Experimental Psychology

Human Perception and Performance,2009,35(2):480-498.

[196]UNGERLEIDER L G,HAXBY J V. 'What' and 'where' in the human brain[J]. Current Opinion in Neurobiology,1994,4(2):157-165.

[197]VACHON P,VOSS P,LASSONDE M,et al. Reorganization of the auditory,visual and multimodal areas in early deaf individuals[J]. Neuroscience,2013(245):50-60.

[198]VALDOIS S,BOSSE M L,ANS B,et al. Phonological and visual processing deficits can dissociate in developmental dyslexia:Evidence from two case studies[J]. Reading and Writing,2003,16(6):541-572.

[199]VALDOIS S,LASSUS-SANGOSSE D,LOBIER M. Impaired letter-string processing in developmental dyslexia:What visual-to-phonology code mapping disorder? [J]. Dyslexia,2012,18(2):77-93.

[200]VAN DEN BOER M,DE JONG P F. Stability of visual attention span performance and its relation with reading over time [J]. Scientific Studies of Reading,2018,22(5):434-441.

[201]VAN DEN BOER M,VAN BERGEN E,DE JONG P F. Underlying skills of oral and silent reading[J]. Journal of Experimental Child Psychology,2014(128):138-151.

[202]VAN DEN BOER M,VAN BERGEN E,DE JONG P F. The specific relation of visual attention span with reading and spelling in Dutch [J]. Learning and Individual Differences,2015(39):141-149.

[203]VITU F,BRYSBAERT M,LANCELIN D. A test of parafoveal-on-foveal effects with pairs of orthographically related words[J]. European Journal of Cognitive Psychology,2004,16(1/2):154-177.

[204]WANG J W,ANGELE B,MA G J,et al. Repetition causes confusion: Insights to word segmentation during Chinese reading[J]. Journal of Experimental Psychology Learning,Memory,and Cognition,2021,47

(1):147-156.

[205]WEISBERG J,KOO D S,CRAIN K L,et al. Cortical plasticity for visu-ospatial processing and object recognition in deaf and hearing signers [J]. NeuroImage,2012,60(1):661-672.

[206]WHO. Report of the informal working group on prevention of deafness and hearing impairment programme planning[C]. Geneva,1991.

[207]WHO. Hearing loss and deafness[EB/OL]. [2019-08-11].

[208]YAN M,PAN J E,BÉLANGER N N,et al. Chinese deaf readers have early access to parafoveal semantics[J]. Journal of Experimental Psy-chology Learning,Memory,and Cognition,2015,41(1):254-261.

[209]YEARI M,ISSER M,SCHIFF R. Do dyslexic individuals present a re-duced visual attention span? Evidence from visual recognition tasks of non-verbal multi-character arrays[J]. Annals of Dyslexia,2017,67 (2):128-146.

[210]YUCEL E,DERIM D. The effect of implantation age on visual attention skills [J]. International Journal of Pediatric Otorhinolaryngology, 2008,72(6):869-877.

[211]ZHAO J,KWOK R K W,LIU M L,et al. Underlying skills of oral and silent reading fluency in Chinese:Perspective of visual rapid process-ing[J]. Frontiers in Psychology,2017(7):2082.

[212]ZHAO J,LIU H L,LI J X,et al. Improving sentence reading perform-ance in Chinese children with developmental dyslexia by training based on visual attention span[J]. Scientific Reports,2019(9):18964.

[213]ZHAO J,LIU M L,LIU H L,et al. Increased deficit of visual attention span with development in Chinese children with developmental dyslexi-a[J]. Scientific Reports,2018(8):3153.

[214]ZHAO J,LIU M L,LIU H L,et al. The visual attention span deficit in

Chinese children with reading fluency difficulty[J]. Research in Developmental Disabilities,2018(73):76-86.

[215]ZHAO J,WANG J K,HUANG C,et al. Involvement of the dorsal and ventral attention networks in visual attention span[J]. Human Brain Mapping,2022,43(6):1941-1954.

[216]ZIEGLER J C,PECH-GEORGEL C,DUFAU S,et al. Rapid processing of letters,digits and symbols:What purely visual-attentional deficit in developmental dyslexia? [J]. Developmental Science, 2010, 13 (4):8-14.

致　谢

　　行文至此，意味着博士这段旅途即将走到终点。一路上磕磕绊绊、荆棘丛生，幸好走过的每一步路都迎来了眼前的柳暗花明。

　　谢谢我的恩师闫国利教授。您严谨治学的科研态度和谦逊待人的处世哲学，值得我们敬佩和学习。在科研上，您对我们严格要求，从实验设计、材料编制、程序调试到数据处理，面面俱到。在生活上，您对我们关怀备至。读博期间，我常常控制不住自己的情绪，一点儿微小的变动都会让情绪决堤。是您一次又一次地安抚我，包容我，帮我想解决问题的办法。我的每一步前进都有您的陪伴，每一篇文章的背后，都是您十几次甚至几十次的修改，大到文章的段落和结构，小到遣词造句和标点符号。再次感谢仝文师兄的引荐，使我得以拜入闫门。遇到两位老师，是我科研和人生路上最幸运的事。

　　谢谢心理学部为我们提供的科研平台，谢谢白学军老师、吕勇老师和刘拓老师的悉心教导，谢谢杨海波老师、于秒老师和吴俊杰老师对论文提出的宝贵意见，谢谢丽媛师姐和王永胜师兄在实验设计、实验程序和数据处理等方面的耐心指导。同时，还要谢谢石丽老师、李鹏老师和张彬老师的照顾和呵护。

　　谢谢天津市聋人学校、天津市第八中学、天津小学、八里台小学和天津工业大学附属小学等学校的鼎力支持。因为课题的原因，需要同时收集聋生、健听小学生和初高中生的数据，可以说，没有众多合作学校的支持，就没有本书的诞生。每一所学校都尽可能地为我们提供了最便利的条件，以及人力物力等全方位的支持。尤其是天津市聋人学校，这里的学生参与了课题组的多项实验，但每次做实验的时候，我都会被孩子们的热情感染。衷心希望他们能够被社会温柔以待！

谢谢课题组成员兰泽波、晓伟、佳欣、何双、小源、誉之、睿涵和巫师兄的热心帮助。我们一起东奔西跑地做测验，一起绞尽脑汁地编材料，一起搬着眼动仪穿梭在天津的大街小巷……点点滴滴，不敢忘却。谢谢孟珠师姐、张莉师姐、子明、赛男和文文提供了诸多专业性的指导。特别感谢佳滢，在我最疲惫无助的日子里，每天陪我早出晚归，给了我莫大的安慰。谢谢影超博士，为我的科研和生活提供了非常大的帮助。同时，还要谢谢首都师范大学赵婧老师、刘宁宇和李佳笑同学，在视觉注意广度研究中给予的无私帮助。

谢谢2017级心理学博士班的同学，时常怀念我们一起上课的日子。谢谢胜男一次又一次地开导，谢谢常敏一步一步地教我数据分析，谢谢贺斐、白璐、紫平、张婕和三美姐的陪伴。特别开心能够和你们一起度过这段时光，认识这些优秀的人。以后天高海阔，愿大家都有美好的前程。

小时候，爷爷偶尔开玩笑地说："如果你们能上到博士，我就坐到大马路上去。"如今，二十年前的玩笑话即将成真，希望没有辜负您的期盼。在而立之年，我依然可以过着衣来伸手、饭来张口的生活，这全仰仗母上大人的辛劳付出。现在的我可以独自前行，可以遮挡一方风雨。愿天公作美，以后的时光慢些走，走得再慢一些，让我带你们去看看世界，看看祖国的大好河山。

此刻的窗外，晴空万里，艳阳高照。

愿往后的日子，也能如此灿烂！

秦钊
2024 年 3 月